妇幼保健院评审标准实施细则释义

主　　编　罗　荣

副主编　金　曦　闫承生　张国强

编　　委　（按姓氏笔画排序）

闫承生　河北省妇幼保健中心

杜其云　湖南省妇幼保健院

何致敏　中国疾病预防控制中心妇幼保健中心

何淑贞　山西省妇幼保健院

张国强　广东省妇幼保健院

范惠霞　山西省妇幼保健院

罗　荣　中国疾病预防控制中心妇幼保健中心

金　曦　中国疾病预防控制中心妇幼保健中心

宿　静　内蒙古自治区乌海市妇幼保健院

冀小平　内蒙古自治区妇幼保健院

北京大学医学出版社

FUYOU BAOJIANYUAN PINGSHEN BIAOZHUN SHISHI XIZE SHIYI

图书在版编目（CIP）数据

妇幼保健院评审标准实施细则释义 / 罗荣主编. —北京：北京大学医学出版社，2019. 9（2020. 7 重印）

ISBN 978-7-5659-2034-9

Ⅰ. ①妇…　Ⅱ. ①罗…　Ⅲ. ①妇幼保健－医院－评价标准－中国　Ⅳ. ① R197.5

中国版本图书馆 CIP 数据核字（2019）第 173404 号

妇幼保健院评审标准实施细则释义

主　　编：罗　荣
出版发行：北京大学医学出版社
地　　址：（100083）北京市海淀区学院路 38 号　北京大学医学部院内
电　　话：发行部 010-82802230；图书邮购 010-82802495
网　　址：http://www.pumpress.com.cn
E-mail：booksale@bjmu.edu.cn
印　　刷：北京瑞达方舟印务有限公司
经　　销：新华书店
责任编辑：董采萱　　**责任校对**：靳新强　　**责任印制**：李　啸
开　　本：787 mm × 1092 mm　1/16　　**印张**：13.25　　**字数**：335 千字
版　　次：2019 年 9 月第 1 版　2020 年 7 月第 3 次印刷
书　　号：ISBN 978-7-5659-2034-9
定　　价：50.00 元

前 言

为完善妇幼保健机构评审体系，促进妇幼保健机构加强自身建设和管理，更好地履行妇幼公共卫生职能，不断提高医疗保健服务质量和水平，在总结以往妇幼保健机构评审和日常管理经验的基础上，国家卫生健康委员会（原国家卫生计生委）组织制定了三级和二级妇幼保健院评审标准及实施细则。它是各地开展妇幼保健院评审工作的主要依据，也是妇幼保健机构加强内部管理的重要参考工具。妇幼保健院评审标准及实施细则的印发，是建立完善新周期妇幼保健机构评价体系的基础，标志着我国妇幼保健机构评审工作进入了新的历史阶段。为帮助妇幼保健院管理人员和业务人员更好地理解、掌握评审标准和实施细则，更好地把新周期机构评审的理念和要求贯彻落实到实际工作中，真正实现以评促建、以评促改，进一步提升妇幼保健院管理和医疗保健水平，本书邀请了国内妇幼保健院评审、医院管理和医疗保健领域的专家，从保健院的角度出发，对评审细则的部分条款进行释义。

本书包括概述和第一章至第五章（共 61 节和 1 个附录）。概述部分对医院评审相关概念、发展历程，新一轮妇幼保健院评审标准的设计理念和原则、评审标准的特点、评审方法、质量安全管理工具的应用，评审结果评判、条款达标比例计算方法进行阐述；第一章至第五章侧重对评审重点内容，以及妇幼保健机构在评审的准备过程中反映较多的内容进行释义，包括条款相关的政策和理论解读、关键的名词解释、重要指标的计算公式等。本释义对三级和二级妇幼保健院评审标准实施细则中 238 个条款进行了解释说明。

为方便读者查阅，本释义第一章至第五章的章节名称和条款编号均与《三级妇幼保健院评审标准实施细则（2016 年版）》保持一致。因“婚前保健管理”是二级妇幼保健院评审标准实施细则的独有的内容，故以第三章附录的形式单独列出，条款编号也与《二级妇幼保健院评审标准实施细则（2016 年版）》第三章第六节“婚前保健管理”保持一致，同时对于二级妇幼保健院评审标准实施细则中需要解释的内容则在相应条款释义中作补充说明，不再单独列出条款名称和内容。

本书的编写专家均是妇幼保健院评审标准和细则的起草专家，为本释义的编写倾注了大量精力，在此对他们的辛勤工作表示由衷的感谢。由于本书编写时间紧张，同时，不同读者对标准实施细则的理解水平也不一致，本书内容可能无法满足全部读者的需求，恳请各位读者和同道对本书提出宝贵意见，以期再版时进一步完善和提高。

编　者

2019 年 4 月

目 录

概　述 …… 1
一、妇幼保健机构的分级管理与等级评审 …… 1
二、评审标准起草思路和制定原则 …… 2
三、新周期妇幼保健机构评审特点 …… 3
四、妇幼保健机构评审标准的特点 …… 5
五、适用范围和项目分类 …… 7
六、评审方法 …… 7
七、评审结果评判方法 …… 8
八、评审标准实施细则引用文件的说明 …… 9

第一章　保证妇幼保健院正确的发展方向 …… 11
第一节　坚持妇幼卫生工作方针，保证正确的发展方向 …… 11
一、条款【1.1.1.1】 …… 11
二、条款【1.1.2.1】 …… 12
三、条款【1.1.2.2】 …… 13
四、条款【1.1.3.1】 …… 13
五、条款【1.1.4.1】 …… 14
第二节　建设规模、功能和任务符合区域卫生规划 …… 16
一、条款【1.2.1.1】 …… 16
二、条款【1.2.2.2】 …… 16
三、条款【1.2.3.1】 …… 17
四、条款【1.2.4.1】 …… 18
五、条款【1.2.5.1】 …… 18
六、条款【1.2.6.1】 …… 19
第三节　承担政府指令性任务 …… 20
一、条款【1.3.3.1】 …… 20
二、条款【1.3.5.1】 …… 21

第二章　辖区妇幼健康业务管理质量与持续改进 …… 22
第一节　管理组织 …… 22

一、条款【2.1.1.1】……22
二、条款【2.1.2.1】……23
三、条款【2.1.3.1】……24
第二节 管理质量与持续改进……25
一、条款【2.2.1.1】……25
二、条款【2.2.2.1】……25
三、条款【2.2.3.1】……26
四、条款【2.2.3.2】……27
五、条款【2.2.4.1】……27
六、条款【2.2.4.2】……28
七、条款【2.2.5.1】……28
第三节 妇幼健康服务网络管理……29
一、条款【2.3.1.1】……29
二、条款【2.3.2.1】……30
三、条款【2.3.3.1】……30
第四节 妇幼健康信息管理……31
一、条款【2.4.1.1】……31
二、条款【2.4.1.2】……32
三、条款【2.4.2.1】……32
四、条款【2.4.3.1】……33
五、条款【2.4.4.1】……34
第五节 妇幼健康教育与健康促进……34
一、条款【2.5.1.1】……35
二、条款【2.5.2.1】……35
三、条款【2.5.3.2】……36
四、条款【2.5.4.1】……37
五、条款【2.5.5.1】……37
第六节 妇幼公共卫生服务项目管理……38
一、条款【2.6.3.1】……38
第七节 群体筛查服务质量管理……38
一、条款【2.7.2.1】……38
二、条款【2.7.3.1】……39
第八节 母子健康手册制定、使用与管理……40
第九节 托幼机构卫生保健管理……40

第三章 妇幼保健服务质量安全管理与持续改进……42
第一节 质量管理组织……42
一、条款【3.1.1.1】……42
二、条款【3.1.1.2】……43
三、条款【3.1.2.1】……45
四、条款【3.1.3.1】……46
第二节 质量管理与持续改进……47
一、条款【3.2.1.1】……47
二、条款【3.2.2.1】……48
三、条款【3.2.3.1】……49
四、条款【3.2.4.1】……50
五、条款【3.2.5.1】……50
第三节 医疗保健技术管理……51
一、条款【3.3.2.1】……52
二、条款【3.3.3.2】……53
三、条款【3.3.5.1】……54
第四节 住院诊疗管理……55
一、条款【3.4.1.1】……55
二、条款【3.4.2.1】……56
三、条款【3.4.2.3】……57
四、条款【3.4.2.4】……58
五、条款【3.4.2.5】……58
六、条款【3.4.3.2】……59
七、条款【3.4.3.3】……60
八、条款【3.4.4.1】……61
九、条款【3.4.5.1】……62
十、条款【3.4.6.5】……62
第五节 患者安全管理……63
一、条款【3.5.1.1】……63
二、条款【3.5.1.4】……64
三、条款【3.5.2.1】……65
四、条款【3.5.2.2】……65
五、条款【3.5.3.1】……65
六、条款【3.5.3.3】……66

七、条款【3.5.4.1】……67
八、条款【3.5.4.2】……68
九、条款【3.5.5.1】……68
十、条款【3.5.5.2】……69
十一、条款【3.5.5.3】……70
十二、条款【3.5.6.1】……71
十三、条款【3.5.6.2】……72
十四、条款【3.5.7.1】……73
十五、条款【3.5.9.1】……73
十六、条款【3.5.9.2】……74
第六节 孕前保健管理 ……75
一、条款【3.6.1.1】……75
二、条款【3.6.2.1】……75
三、条款【3.6.2.2】……76
四、条款【3.6.2.3】……77
五、条款【3.6.3.1】……78
第七节 孕期保健管理 ……78
一、条款【3.7.1.1】……78
二、条款【3.7.2.1】……79
三、条款【3.7.2.2】……80
四、条款【3.7.2.3】……80
五、条款【3.7.3.1】……81
第八节 产前诊断技术管理（可选）……82
一、条款【3.8.1.1】……82
二、条款【3.8.1.2】……83
三、条款【3.8.2.2】……84
四、条款【3.8.2.4】……84
第九节 人类辅助生殖技术管理（可选）……85
第十节 高危孕产妇管理 ……85
一、条款【3.10.1.1】……85
二、条款【3.10.2.1】……86
第十一节 分娩管理 ……87
一、条款【3.11.1.1】……87
二、条款【3.11.2.1】……88
三、条款【3.11.3.2】……88

四、条款【3.11.5.4】…………………………………………………………………89
五、条款【3.11.8.1】…………………………………………………………………90
六、条款【3.11.8.2】…………………………………………………………………90
第十二节 促进自然分娩 ……………………………………………………………91
一、条款【3.12.1.1】…………………………………………………………………91
二、条款【3.12.2.1】…………………………………………………………………92
第十三节 促进母乳喂养 ……………………………………………………………92
一、条款【3.13.1.2】…………………………………………………………………92
第十四节 新生儿病房和新生儿重症监护室管理 …………………………………93
一、条款【3.14.1.6】…………………………………………………………………93
二、条款【3.14.2.1】…………………………………………………………………94
第十五节 儿童保健管理 ……………………………………………………………94
一、条款【3.15.1.2】…………………………………………………………………95
第十六节 高危儿童管理 ……………………………………………………………95
一、条款【3.16.2.2】…………………………………………………………………96
第十七节 妇女保健管理 ……………………………………………………………96
一、条款【3.17.2.3】…………………………………………………………………97
第十八节 计划生育技术服务管理 …………………………………………………97
第十九节 妇女儿童营养保健管理 …………………………………………………97
一、条款【3.19.1.2】…………………………………………………………………98
二、条款【3.19.3.2】…………………………………………………………………98
第二十节 妇女儿童心理保健管理 …………………………………………………99
一、条款【3.20.2.1】…………………………………………………………………99
第二十一节 妇女儿童康复治疗管理 ……………………………………………100
一、条款【3.21.2.3】………………………………………………………………100
第二十二节 妇女儿童中医服务管理 ……………………………………………101
一、条款【3.22.4.1】………………………………………………………………101
第二十三节 手术治疗管理 …………………………………………………………102
一、条款【3.23.1.1】………………………………………………………………102
二、条款【3.23.2.1】………………………………………………………………103
三、条款【3.23.4.1】………………………………………………………………104
四、条款【3.23.4.2】………………………………………………………………104
五、条款【3.23.5.2】………………………………………………………………105
六、条款【3.23.7.1】………………………………………………………………105

第二十四节 麻醉管理 …… 106
一、条款【3.24.1.1】…… 106
二、条款【3.24.1.3】…… 107
三、条款【3.24.2.1】…… 107
四、条款【3.24.4.3】…… 108
五、条款【3.24.5.1】…… 108
六、条款【3.24.5.2】…… 109
七、条款【3.24.7.1】…… 109
八、条款【3.24.8.3】…… 110
九、条款【3.24.8.4】…… 110
第二十五节 医院感染管理 …… 111
一、条款【3.25.1.1】…… 111
二、条款【3.25.1.2】…… 112
三、条款【3.25.2.1】…… 112
四、条款【3.25.2.2】…… 114
五、条款【3.25.2.3】…… 115
六、条款【3.25.4.1】…… 116
七、条款【3.25.5.1】…… 117
八、条款【3.25.6.3】…… 117
九、条款【3.25.7.1】…… 118
第二十六节 感染性疾病管理 …… 118
一、条款【3.26.1.1】…… 119
二、条款【3.26.2.1】…… 119
第二十七节 医技质量安全管理 …… 120
一、条款【3.27.1.1】…… 120
二、条款【3.27.2.2】…… 122
三、条款【3.27.2.4】…… 123
四、条款【3.27.2.5】…… 124
五、条款【3.27.2.8】…… 125
六、条款【3.27.2.9】…… 125
七、条款【3.27.3.1】…… 126
八、条款【3.27.3.4】…… 127
九、条款【3.27.4.1】…… 128
十、条款【3.27.4.2】…… 129
十一、条款【3.27.4.3】…… 129

十二、条款【3.27.4.4】…… 130
十三、条款【3.27.5.1】…… 131
十四、条款【3.27.5.2】…… 132
十五、条款【3.27.6.1】…… 132
十六、条款【3.27.6.2】…… 133
十七、条款【3.27.6.5】…… 134
十八、条款【3.27.6.10】…… 135
十九、条款【3.27.6.13】…… 135
二十、条款【3.27.6.14】…… 136
二十一、条款【3.27.6.15】…… 137
二十二、条款【3.27.6.20】…… 137
二十三、条款【3.27.6.21】…… 138
二十四、条款【3.27.6.22】…… 138
二十五、条款【3.27.7.15】…… 139
二十六、条款【3.27.7.16】…… 139
二十七、条款【3.27.8.2】…… 140
二十八、条款【3.27.8.4】…… 141
二十九、条款【3.27.8.5】…… 142
三十、条款【3.27.8.10】…… 142
三十一、条款【3.27.9.2】…… 142
三十二、条款【3.27.10.1】…… 143
三十三、条款【3.27.10.3】…… 144
三十四、条款【3.27.10.5】…… 144
三十五、条款【3.27.10.8】…… 145
三十六、条款【3.27.10.11】…… 145
三十七、条款【3.27.10.12】…… 146
第二十八节 病历（案）管理 …… 147
一、条款【3.28.1.1】…… 147
二、条款【3.28.1.2】…… 148
三、条款【3.28.2.3】…… 149
四、条款【3.28.2.4】…… 149
五、条款【3.28.2.6】…… 150
六、条款【3.28.2.7】…… 151
七、条款【3.28.2.8】…… 153
八、条款【3.28.3.1】…… 153

第二十九节 护理质量安全管理 …… 154
一、条款【3.29.1.1】…… 154
二、条款【3.29.1.3】…… 155
三、条款【3.29.2.1】…… 155
四、条款【3.29.3.2】…… 156
五、条款【3.29.3.3】…… 157
六、条款【3.29.6.1】…… 157
七、条款【3.29.6.2】…… 158
八、条款【3.29.6.3】…… 158
九、条款【3.29.7.1】…… 159
十、条款【3.29.10.3】…… 160
十一、条款【3.29.10.4】…… 160
附录 婚前保健管理 …… 162
一、条款【3.6.1.1】…… 162
二、条款【3.6.2.3】…… 162
三、条款【3.6.3.1】…… 163

第四章 服务流程管理 …… 166
第一节 预约诊疗服务管理 …… 166
一、条款【4.1.1.1】…… 166
二、条款【4.1.2.1】…… 167
第二节 门诊服务管理 …… 167
一、条款【4.2.1.1】…… 168
二、条款【4.2.2.1】…… 169
三、条款【4.2.3.1】…… 170
四、条款【4.2.3.2】…… 170
第三节 急诊绿色通道管理 …… 171
一、条款【4.3.1.1】…… 171
二、条款【4.3.3.1】…… 172
三、条款【4.3.3.2】…… 173
四、条款【4.3.5.1】…… 174
第四节 住院、转诊、转科、转介流程管理 …… 174
一、条款【4.4.1.2】…… 175
二、条款【4.4.3.2】…… 175
第五节 基本医疗保障服务管理 …… 176

第六节 维护服务对象合法权益 …… 176
一、条款【4.6.1.1】…… 177
二、条款【4.6.3.1】…… 177
三、条款【4.6.4.1】…… 178
四、条款【4.6.5.1】…… 179
第七节 投诉管理 …… 179
一、条款【4.7.1.1】…… 179
第八节 就诊环境管理 …… 180
一、条款【4.8.1.1】…… 180
二、条款【4.8.4.1】…… 181

第五章 机构管理 …… 184
第一节 依法执业 …… 184
一、条款【5.1.1.1】…… 184
二、条款【5.1.1.2】…… 185
三、条款【5.1.2.1】…… 185
四、条款【5.1.4.1】…… 186
五、条款【5.1.5.1】…… 187
第二节 明确管理职责与决策执行机制，实行管理问责制 …… 187
一、条款【5.2.1.2】…… 187
二、条款【5.2.2.1】…… 188
三、条款【5.2.3.1】…… 188
第三节 人力资源与教育管理 …… 189
一、条款【5.3.1.2】…… 189
二、条款【5.3.4.1】…… 190
第四节 信息与图书管理 …… 190
一、条款【5.4.2.2】…… 190
第五节 财务与价格管理 …… 191
一、条款【5.5.4.2】…… 191
第六节 医德医风管理 …… 192
第七节 后勤管理 …… 192
一、条款【5.7.1.1】…… 192
二、条款【5.7.2.1】…… 192
三、条款【5.7.7.1】…… 193
四、条款【5.7.10.1】…… 194

第八节 医疗装备管理 …………………………………………………………………… 194
一、条款【5.8.1.1】…………………………………………………………………………… 195
二、条款【5.8.3.1】…………………………………………………………………………… 195
第九节 应急管理 ………………………………………………………………………… 196
一、条款【5.9.3.1】…………………………………………………………………………… 196
二、条款【5.9.4.1】…………………………………………………………………………… 196
第十节 教学与科研管理 ……………………………………………………………… 197
第十一节 院务公开 ……………………………………………………………………… 197
第十二节 社会评价 ……………………………………………………………………… 197
一、条款【5.12.1.1】…………………………………………………………………………… 197

概　述

医疗质量直接关系到患者的生命安全和身体健康，医疗质量与医疗安全是医院管理永恒的主题。我国医疗机构评审作为推动医疗质量安全持续改进的重要手段，经历了几十年的发展历程，发挥着越来越重要的作用。本书旨在回顾我国医疗机构评审的发展历史，分析总结新一周期妇幼保健机构评审工作在理念、主题、内容、方法等方面的变化，阐述妇幼保健机构评审标准的起草思路、制定原则和特点，并针对妇幼保健机构评审标准下发以来，各省对评审标准和实施细则的理解中存在的共性问题进行释义，从而保证全国妇幼保健机构评审工作的顺利开展。

一、妇幼保健机构的分级管理与等级评审

（一）妇幼保健机构分级管理

1989 年 11 月卫生部发布了《有关实施医院分级管理的通知》[卫医字（89）第 25 号] 和《综合医院分级管理标准（试行草案）》。医疗机构分级管理是指按照医疗机构的功能，对其相应规模、技术建设、管理和服务质量等各方面综合水平提出规范要求，将其划分一定级别和等次的标准化管理，并通过医疗机构评审工作督促落实。医疗机构分级管理的目的是改善和加强医疗卫生工作的宏观管理，建立健全三级医疗预防保健体系，充分合理地利用卫生资源，提高医疗机构的科学管理水平和医疗卫生服务质量，更好地保障人民健康。

1994 年卫生部下发《医疗机构基本标准（试行）》，作为医疗机构执业必须达到的最低标准，是卫生健康主管部门核发“医疗机构执业许可证”的依据。该标准包括十部分，第二部分“妇幼保健院基本标准”将妇幼保健院划分为一级、二级、三级保健院，并对妇幼保健院的床位、科室设置、人员、房屋、设备、规章制度及注册资金提出要求。

我国医疗机构级别依据《区域卫生规划》和《区域医疗机构设置规划》确定，医疗机构的级别不能因医疗机构的要求而随意变动。

（二）妇幼保健机构等级评审

1994 年国务院颁布《医疗机构管理条例》〔卫医发（1994）第 30 号〕，其中第四十一条规定“国家实行医疗机构评审制度，由专家组成的评审委员会按照医疗机构评审办法和评审标准，对医疗机构的执业活动、医疗服务质量进行综合评价”。1995 年 7 月 21 日卫生部发布了《医疗机构评审办法》（1997 年 9 月 1 日卫生部修订），正式拉开了医疗机构等级评审的序幕。我国医疗机构评审是在医疗机构分级分等的大框架下进行的，也是落实医院分级管理的手段。评审是在医疗机构分级的基础上，依据医疗机构基

本标准、评审标准和评审办法，对机构的管理水平、技术建设、服务能力等进行综合评估，根据评审结果将同级医疗机构分为若干等次。

1995年8月，卫生部为了推动各级妇幼保健院（所）的规范化建设，发布了《妇幼保健机构评审标准》（卫妇发〔1995〕第6号），该标准将妇幼保健院按功能、任务不同划分为一、二、三级，并分别制定了各级的评审标准，评审结论为甲、乙、丙和不合格四个等级。暂不设立床位的保留妇幼保健所建制，并印发了妇幼保健所评审标准，评审结论为合格（或甲等）、不合格两个等级。1996年11月卫生部印发《妇幼保健机构评审实施规范》和《三级妇幼保健机构等级评审细则》（卫妇发〔1996〕第5号），通知要求各省制定本省一、二级妇幼保健机构等级评审实施细则和具体实施办法，同时要求“三级甲等”妇幼保健院要由省级统一组织初评，全国妇幼保健院（所）评审委员会具体实施。评审的主要目的是综合评价妇幼保健机构执业活动、管理水平、服务质量、职业道德等。

医疗机构等次是按照评审标准创建出来的。在新一轮医院等级评审体系中，将医院分为一、二、三级，医院等级则分为甲等、乙等和不合格三个等次；妇幼保健院分为二、三级，妇幼保健院等次则分为甲等、乙等和不合格三个等次。

二、评审标准起草思路和制定原则

（一）评审目的

落实《国家卫生计生委关于妇幼健康服务机构标准化建设与规范化管理的指导意见》（国卫妇幼发〔2015〕54号）精神；加快建成功能健全、服务完善、管理规范、运行高效的妇幼健康服务体系；建立完善妇幼保健机构评审评价体系；促进妇幼保健机构加强自身建设和管理，更好地履行妇幼公共卫生职能，不断提高医疗保健服务质量，保证医疗保健服务安全，提高妇幼保健机构整体服务水平与服务能力，满足人民群众多层次的医疗保健服务需求。

（二）评审标准起草思路和制定原则

在总结我国第一周期妇幼保健机构评审和医院管理年活动等工作经验的基础上，借鉴美国、日本等国家，以及台湾、香港等地区医院评审评价经验，参考卫生部制定的《三级综合医院评审标准（2011年版）》《二级综合医院评审标准（2012年版）》《三级妇产医院评审标准（2011年版）》和《三级儿童医院评审标准（2011年版）》，与现行综合医院、专科医院的评审标准保持一致，结合妇幼保健机构的特殊性，制定妇幼保健机构的评审标准。

1．评审标准首先是坚持妇幼保健机构的公益性。妇幼保健机构是由政府举办、不以营利为目的、具有公共卫生性质的公益性事业单位。

2．体现妇幼保健机构的特殊性。妇幼保健机构遵循“以保健为中心、以保障生殖健康为目的，实行保健和临床相结合，面向群体、面向基层和预防为主”的妇幼卫生工作方针，因此，它与综合性医院、专科医院和疾病预防控制机构相比较，具有保健与临床相结合的特殊性，不仅要为满足人民群众健康需求提供医疗保健服务，还要承担具有公共卫生责任的辖区群体保健服务。它是按照全生命周期和三级预防的理念，以一级和二级预防为重点，为妇女儿童提供从出生到老年、内容涵盖生理和心理的主动、连续的保健服务与健康管理。

3．体现妇幼保健机构“以人为本，以妇女儿童健康为中心”的医疗保健服务理念。在环境、设备设施、制度建设、操作规范、服务流程、服务提供、妇女儿童群体保健、履行公共卫生职责等方面体现对妇女儿童及其健康的关爱，为妇女儿童提供安全、便捷、优质的医疗保健服务。

4．贯彻落实现行有效的法律法规及部门规章制度。将《中华人民共和国母婴保健法》《医疗机构管理条例》及其相关法律法规以及《妇幼保健机构管理办法》《国家卫生计生委关于妇幼健康服务机构标准化建设与规范化管理的指导意见》《全国儿童保健工作规范（试行）》《孕产期保健工作规范》《儿童心理保健技术规范》等相关文件精神融入到标准中，落实到妇幼保健机构的日常管理和工作规范中，加强标准的实用性和操作性。

5．发挥指挥棒作用。引导妇幼保健机构加强公共卫生职能，强化群体保健功能；引导建立中心化妇幼健康服务机构管理模式；引导妇幼保健机构转变管理理念，走以内涵建设为主、内涵与外延相结合的整体管理的长期发展道路；引导妇幼保健机构运用科学的思维方式改进现有管理模式和习惯，通过有效的质量管理工具，及时发现问题，促使妇幼保健院健康、可持续发展；促进妇幼保健机构信息化建设。

三、新周期妇幼保健机构评审特点

（一）评审理念

新周期妇幼保健机构评审坚持“政府主导、分级负责、社会参与、公平公正”的原则和“以评促建、以评促改、评建并举、重在内涵”的评审工作方针，通过评审实现“三个转变”和“三个提高”。“三个转变”即发展方式由规模扩张型转向质量效益型，管理方式由粗放的行政化管理转向精细的信息化管理，投资方向由投资机构发展建设转向扩大分配。“三个提高”包括：提高效率，即通过资源纵向流动提升服务体系整体绩效；提高质量，即加强医疗质量管理；提高待遇，即通过改善医务人员待遇，切实调动医务人员积极性。

评审的思维逻辑发生改变，从“制度如何规定→流程是什么→执行成效如何→危险点是什么→做了什么来降低风险”转变为“危险点是什么→做了什么来降低风险→执行成效如何→制度如何规定→流程是什么”，重点关注妇幼保健机构运行过程中主要风险的防控及其效果。

（二）评审内容

评审工作由对机构人、财、物等硬件条件达标的评价转向对机构人、财、物配置合理性及使用效率等过程的评价。评审主题以履行公共卫生职责、医疗保健品质和医疗保健服务绩效作为评审的重点，围绕“职能发挥、保障安全、提升质量、改善服务、提高效率”，强调整体和综合能力评估，包括医德医风建设、管理、医疗、保健、护理、教学、科研、后勤及资源利用等多方面的综合评价。

体现“以服务对象为中心”，强化安全管理，强化质量持续改进，实施全面质量管理。全面质量管理指一个组织以质量为中心，以全员参与为基础，目的在于通过让顾客满意和本组织所有成员及社会受益而达到持续经营的管理途径。全面质量管理的内容和特点概括起来是“三全”、“四一切”。“三全”指全员、全程、全面。“四一切”即一切为用户着想，一切以预防为主，一切以数据说话，一切工作按 PDCA（计划、执行、检查、改进）循环原理进行。全员参与质量管理活动。质量管理从结构、过程和结果这三个维度进行。结构是提供医疗保健服务时所用到的各种资源，包括人员、技术、仪器和药品等，是构成质量的基础条件。医疗保健服务中的各种活动构成了过程。而结果则是结构和过程综合作用的反映。质量管理既关注基本医疗条件、服务环境、规范制度建设，也关注诊断和治疗服务全过程、保健与临床的有机结合、患者安全、患者权益保护，强调对常规医疗保健质量监测信息数据的统计分析。将 PDCA 循环原理和质量持续改进的理念贯穿于整个评审过程中，促使机构的管理始终处于不断完善和改进的过程中，循环往复，不断螺旋式上升。

（三）评审条款设计

新周期评审标准在条款设计和评判标准上，均采用 PDCA 循环的原理，同时，体现质量管理体系的决策、控制与执行层级关联。

不同层级的职责任务不同。决策层负责制定、发布及修订本机构规划、计划、制度、职责、规范、常规、流程等；控制层负责督促、检查、落实，评估制度、规范、方案的执行情况及问题跟踪；执行层做到知晓和执行制度、规范、方案，并负责质量问题的整改。

每个条款中，C 级标准包含 P（计划）和 D（执行）的内容，既有制度、规章或流程，又能有效执行，体现决策层和执行层的职能。B 级标准包括 C(监督、检查）的内容，体现控制层的职能。A 级标准要求用证据表明质量持续改进，并有稳定结果。A 是建立在 C 和 B 的基础上的，没有决策层制定规则，没有执行层履行职责，没有监督层的督导落实，就没有持续改进。

（四）质量管理工具的应用

新一周期评审要求妇幼保健机构将科学的管理工具运用到医疗保健服务的质量与安全管理中，指导妇幼保健机构科学化、精细化管理，从而提高机构的科学管理水平，促进机构规范化建设和发展。主要包括以下质量管理工具：

1．PDCA 管理法　PDCA 循环，又称戴明环，是全面质量管理所应遵循的科学程序，要对存在的问题进行原因分析，找出主要原因，针对主要原因制定改进措施并落实，在措施落实后进行检查，看看问题有没有得到解决，总结分析检查的结果，将有效的措施写入规章制度或规范中去并适当推广，未解决的问题放到下一个 PDCA 循环中。每循环一次，质量和管理水平都有提高，促使持续改进。PDCA 循环是最基本也是最实用的管理方法之一。

2．品管圈　最早由日本的石川馨博士于 1962 年 4 月创建。品管圈由工作现场相同、工作性质相类似的基层人员，以改进质量、降低消耗、提高人的素质和经济效益为目的组建起来，运用质量管理理论和方法开展活动的小组，他们的目标是通过一种分工合作、集思广益、品质管理的方式，对工作中遇到的问题进行分析，加以解决。品管圈活动的基本步骤严格遵循 PDCA 循环原理。

3．追踪法　追踪法是强调以患者为中心，通过患者的就医流程，客观地分析评价医疗服务质量的检查方法。追踪过程的重点为评价医院内部各部门与各专业之间的沟通配合是否满足患者的医疗需要，提供的医疗服务质量及安全是否达标，让评价者从患者的角度看医疗服务，通过评价分析提出医疗过程中存在的问题和改进的措施，是一种具有先进性和实用性的过程检查方法。追踪法分为个案追踪和系统追踪。

4．根本原因分析法　根本原因分析法是当医院发生不良安全事件时，逐步找出问题的根本原因并加以解决的医院管理工具。它不仅关注问题的表面，更重要的是找到核心因果关系。分析过程包括明确根本原因，找到解决方法，制定预防措施，从根源上对问题做出改进，并有效确保此类事件不再发生。

（五）评审申请的前置条件

新周期评审设置了以下申请的前置条件：①定级或晋级需要满 3 年才能申报；②首次自评与末次自评之间要满 6 个月；③近两年机构未发生重大违法、违规和违纪行为。

四、妇幼保健机构评审标准的特点

妇幼保健院是为妇女儿童提供医疗保健服务的专业机构，其机构性质、功能定位、服务内容、服务模式与其他医疗机构存在一定差异，评审标准的章节和内容设计突出妇幼保健机构的特点；同时，三级和二级妇幼保健院之间在机构规模、职能任务和服务能力上也存在一定差别。

（一）妇幼保健院评审标准章节设计

评审标准共分 6 章。从保健院建设与发展、辖区业务管理和医疗保健服务的质量与安全、机构管理、社会评价等多角度对妇幼保健院实施考核；充分体现以妇女儿童健康为中心，为妇女儿童提供安全、便捷、优质的医疗保健服务，保障妇女儿童健康。

第一章　保证妇幼保健院正确的发展方向。强调妇幼保健院应坚持妇幼卫生工作方针，明确功能定位，坚持正确的发展方向。

第二章　辖区妇幼健康业务管理质量与持续改进。重点考核妇幼保健院对辖区业务管理职能的落实。

第三章　妇幼保健服务质量安全管理与持续改进。以医疗保健质量与安全为核心，全面构架医疗保健质量与安全管理框架。梳理妇幼保健院内部管理职责，对重点科室、重点人员、重点流程给予明确要求，重点落实妇幼保健相关技术规范，加强对高危孕产妇管理、产前诊断、促进自然分娩、促进母乳喂养、儿童保健管理、高危儿童管理、新生儿重症监护室、妇女保健、计划生育技术服务、妇女儿童营养、妇女儿童心理等的质量安全管理与持续改进；理顺护理管理体系，明确护理重点工作任务，落实优质护理；落实患者十大安全目标；明确医技科室质量管理要素；确保医疗保健质量与安全。

第四章　服务流程管理。以妇女儿童为中心，围绕医疗保健质量与安全，坚持以人为本，体现妇幼特色，突出服务理念的贯彻与服务流程的科学设计。

第五章　机构管理。多维度覆盖妇幼保健院内部管理，加强自我管理及持续改进。

第六章　日常统计学评价。用于对妇幼保健院的运行、辖区公共卫生功能、医疗保健质量与安全的监测和追踪评价。

（二）与综合医院评审标准的异同

妇幼保健机构也是医疗机构，因而妇幼保健院评审标准对个体医疗保健服务质量的要求和综合医院、专科医院一致，比如质量管理组织的建立、核心制度的落实、患者安全目标，以及护理、医院感染、药事、医技、病理等管理，虽然服务范围有所不同，但对医疗质量管理的要求是一致的。但是因为机构性质和功能定位不同，章节、条款内容和具体要求标准有所不同，表现在：

1．妇幼保健机构一方面提供个体医疗保健服务，满足妇女儿童健康需求，另一方面受卫生健康主管部门委托履行辖区妇幼保健业务管理职责，两者并重。因而，妇幼保健院评审标准增加“第二章　辖区妇幼健康业务管理质量与持续改进”，将辖区妇幼健康业务管理质量和院内医疗保健质量管理与持续改进共同作为评审的重点内容。

2．在“第三章　妇幼保健服务质量安全管理与持续改进”中，增加了婚前保健、孕前保健、孕期保健、高危孕产妇管理、促进自然分娩、促进母乳喂养、儿童保健管理、高危儿童管理、妇女保健和计划生育技术服务等10节有关个体妇幼保健特殊服务的内容；营养保健、心理保健、康复服务和中医服务等内容更加体现妇女儿童的特点。“第六章　日常统计学评价”指标中增加了辖区保健管理质量指标一节；同时，重要病种、手术、单病种管理指标等都突出妇幼保健服务特色，体现了以一级和二级预防为重点，为妇女儿童提供从出生到老年、内容涵盖生理和心理的主动、连续的保健服务与健康管理的特点。

3．根据妇幼保健机构功能定位，将超出妇幼保健服务范围的内容删除，比如删除了精神科疾病、介入诊疗、血液净化、医用氧舱、放射治疗等内容。此外，将患者安全管理合并到第三章中成为独立一节；将药品、临床检验、病理、输血、医学影像等内容整合到第三章“医技质量安全管理”一节中，内容基本保留；有些与综合医院同样的条款，结合妇幼保健机构实际情况，对 C、B、A 的评价内容进行了调整。

（三）三级与二级保健院评审标准的区别

三级妇幼保健院主要为省级、省会城市妇幼保健院和部分较大的地市级妇幼保健院，二级妇幼保健院主要为普通地市级和区县级妇幼保健院。三级和二级妇幼保健院在功能定位、机构规模和发展状况上都存在较大的差异，因此在标准设计上也有所区别。

二级评审标准在三级评审标准的基础上要求有所降低，主要体现在：①床位设置数、科室设置不同；②二级评审标准第三章中增加一节“婚前保健管理”；③与三级评审标准相比，二级评审标准设置了部分可选条款，不做强制要求，包括急诊室和输血科 / 血库的人员、房屋设施和设备要求，新生儿重症监护室（NICU）的设置和患者收治标准，规范使用肠道外营养治疗、肿瘤化学治疗等特殊药物治疗，开展产前诊断技术服务，病理标本检查和取材以及免疫组织化学染色操作，电子病历的信息化等方面的条款；④相同条款在 A、B、C、D 的评价内容上有所调整，或者是对具体指标（率、值）的要求不同。

五、适用范围和项目分类

三级和二级妇幼保健院评审标准及实施细则（2016 年版）适用于三级和二级妇幼保健院，其他保健机构可以参照使用。

评审细则的项目分类包括基本条款、核心条款和可选条款。基本条款适用于所有保健院。将保证妇幼保健机构发展方向和履行职能任务，保证医疗保健服务与质量安全的最基本、最常用、必须做到的条款作为核心条款。依据新的评审要求，核心条款的 C 条款作为评审工作的前置条件，如果核心条款的 C 档未达到 100%，则评审工作将被终止。可选条款是指区域卫生规划与保健院功能任务限制的服务，或须有卫生健康主管部门审批，不是保健院自己决定即可开展的服务，例如产前诊断技术、辅助生殖技术（需要由卫生行政部门审批）；此外，对于某些辖区管理功能，如果卫生健康主管部门没有委托给保健院管理，也可列入可选条款。可选条款不纳入机构的评审范围，在计算条款符合率时，分子和分母均不计入（见“七、评审结果评判方法”）。

六、评审方法

根据卫生部 2011 年颁发的《医院评审暂行办法》（卫医管发〔2011〕75 号），新一周期的医院评审工作采用书面评价、医疗信息统计评价、现场评价和社会评价四种方法相结合的评价方法，多维度、定性定量相结合，评审反馈信息的真实性、客观性和完整性与现行国际医院评审方法更趋一致。

新一轮评价方法不断探索科学管理理念，逐步与国际接轨。弱化资料评审，重点突出现场评价，通过资料查阅、调查访谈、实地访视、追踪检查、抽查考核等多种检查方式以评估受评机构与保健院基本标准、评审标准的符合情况以及围绕“以服务对象为中心”开展各项工作的情况，特别是引入追踪方法学，采用个案追踪与系统追踪相结合的追踪法，深入临床保健一线了解医务人员如何照护患者，剖析受评机构服务流程、团队协作等组织系统内的安全风险、质量隐患，了解并评价受评机构所制定的规章、制度、流程、质量与安全标准的执行、监管和效果，评价机构各相关环节之间的整合与协调、各学科和各科室或部门之间的沟通与协调，发现各环节中潜在的问题。该方法主要强调现场评估，检查的方法与之前有所不同。

七、评审结果评判方法

（一）结果评判

评审结果评判同样遵循 PDCA 循环原理，在评判方法上使用 A（优秀）、B（良好）、C（合格）、D（不合格）、E（不适用）五档表述方式。

判定原则是：① C 级标准内的所有要求均满足，评价结果为 C 档，否则评为 D 档；②要达到 B 档，必须先符合 C 档的所有要求，再评判 B 档的要求是否全部达到，全部达到者评为 B 档；③要达到 A 档，必须先符合 B 档的所有要求，再评判 A 档的要求是否全部达到，全部达到者评为 A 档；④评审结果的判定是根据不同级别基本条款和核心条款中 A 级、B 级、C 级标准的符合率，确定是否达到相应的等级（甲等、乙等）要求。不同章节中都有部分条款从不同的侧面考核同一个问题，我们称之为关联条款。对于关联条款，在实际评审工作中应结合考虑，给予恰当的结论，避免出现评审结论前后矛盾。

达到 A 级标准的涵义是，按照 PDCA 循环的原理，质量管理从问题入手，基于问题背后的真正原因，从而形成有针对性的改进计划，因有效的改进活动而获得有效结果，且改进效果保持稳定，至少有 6 个月的稳定结果，相关联条款之间的结果无矛盾。评审细则中许多条款的 A 级标准都要求受评机构提供证据表明有持续改进的事实。因此，要注意保留日常质量管理文件，如实验室记录、服务记录表单、病历等，注重痕迹管理；并且注意对常规监测指标的收集和分析、质量持续改进的案例收集，通过以上资料和案例证实质量管理与持续改进。

（二）条款符合率计算

与综合医院评审标准不同，妇幼保健院评审标准不是所有的条款都有 A、B、C 级的标准表达，其中有一部分条款只有 C、B 级的评判标准。对于一些体现政策要求的、必须做到的条款，只有 C 级标准，或者只有 C、B 级标准，因此，计算条款符合率时需要注意上述问题，即在分别计算条款 C、B、A 级标准的符合率时，分母不一定完全一致。

【举例】某三级保健院接受评审，总条款 566 条，去掉不适用 E 条款 10 条，实际参与评审的条款 556 条。这 556 条条款中，有 C 级的 556 条，有 B 级的 541 条，有 A 级的 456 条。现场评审结果显示，符合 C 档的 161 条，符合 B 档的 246 条，符合 A 档的 104 条。基本条款达到 C、B、A 档的符合率计算方法见表 1。

表 1　某三级保健院评审结果中基本条款符合率计算表

	总条款数	E	D	C	B	A
条款数	566	10		556	541	456
现场评审结果	556		45	161	246	104
符合率计算				（161+246+104）/556 × 100% = 91.9%	（246+104）/541 × 100% = 64.7%	104/456 × 100% = 22.8%

八、评审标准实施细则引用文件的说明

三级和二级妇幼保健机构评审标准实施细则（2016 年版）附件“妇幼保健院评审法律法规规范首字母索引”列举了本实施细则中明确提到的法律法规名称和文件编号以供大家查阅。另外，评审标准实施细则中有些条款也与当时的法律法规、部门规章相关联。需要说明的是，随着国家不断出台新的医疗机构管理相关法律法规、部门规章以及修订以往法律法规，妇幼保健机构评审工作也应与时俱进，实际评审工作中应遵循“新法替代旧法、下位法服从上位法”的原则进行调整，以实际现行有效的法律法规、部门规章替换掉标准中相应的条款规定。

参考文献

[1] 国务院 . 医疗机构管理条例（2016 修订）[Z].2016.

[2] 中华医院管理学会医院评审课题研究组 .《我国医院评审工作评估》研究报告 [J]. 中国医院，2000，03：23-25.

[3] 卫生部 . 医院评审暂行办法 [Z].2011.

[4]《医疗机构评审》课题组 . 构建 21 世纪医疗质量体系实施医疗机构评审 [J]. 中国医院，2004，02：8-11.

[5] 刘庭芳 . 基于“围评价期”理论的医院评价模式探讨 [J]. 中华医院管理杂志，2010，26（4）：250-254.

[6] 刘庭芳 . 我国医疗机构评审的制度变迁与路径选择 [J]. 中国卫生质量管理，2011，05：31-34.

[7] 李斌，丁碧岚，石祥宇，等.PDCA 循环在等级医院评审中的应用 [J]. 江苏卫生事业管理，2012，06：30-31.
[8] 李洋，袁建峰，王平 . 第二周期医院评审的特点及未来趋势 [J]. 中国卫生质量管理，2012，04：23-25.
[9] 张宗久 . 中国医院评审务实 [M]. 北京：人民军医出版社，2013.
[10] 马丽平 . 中外医院评审 [M]. 北京：人民军医出版社，2014.

第一章　保证妇幼保健院正确的发展方向

本章由3节23个条款组成，其中核心条款2条，释义条款13条。以贯彻落实妇幼卫生工作方针为主线，从妇幼保健院的规模与性质、功能与任务、服务内容与技术水平等方面体现对三级妇幼保健院的基本要求。以核心条款的形式，强化了妇幼保健院的性质是由政府举办、不以营利为目的、具有公共卫生性质的公益性事业单位，保健院提供的服务是以妇女儿童健康为中心，按照全生命周期和三级预防的理念开展工作，突出一、二级预防。重点要求是妇幼卫生工作方针要得到贯彻执行，机构的性质不能变，公共卫生职能不能弱化，服务必须以妇女儿童健康为中心，能够处理妇产科、儿科急危重症及疑难复杂疾病，产科、新生儿科技术水平要在辖区内领先。通过构建孕产保健部、儿童保健部、妇女保健部和计划生育技术服务部"四大业务部"，促进保健与临床的融合发展。

第一节　坚持妇幼卫生工作方针，保证正确的发展方向

本节由5个条款组成，释义条款5条。描述了如何贯彻落实妇幼卫生工作方针、保健院的性质及提供服务的基本内容。强调妇幼保健院提供的服务应该是以妇女儿童健康为中心，以一级和二级预防为重点，内容涵盖生理和心理、从出生到老年的全生命周期的主动、连续服务。

一、条款【1.1.1.1】

坚持"以保健为中心、以保障生殖健康为目的，保健与临床相结合，面向群体、面向基层和预防为主"的妇幼卫生工作方针。

【C】

1. 领导班子成员及孕产保健、儿童保健、妇女保健、计划生育技术服务、信息管理、健康教育、办公室、医务保健管理等岗位的中层干部能够熟练掌握并准确理解妇幼卫生工作方针、目标和职责任务等。

2. 一般业务人员知晓妇幼卫生工作方针。

【B】符合"C"，并

本院发展战略、规划、年度计划等能够体现妇幼卫生工作方针及国家和省级妇幼发展规划的要求。

【A】符合"B"，并

有证据表明妇幼卫生工作方针在日常工作中得到贯彻落实。

【释义】

1．条款明确了妇幼保健院应该坚持的工作方针，贯穿于整个标准之中，用评审标准来约束妇幼保健院发展的方向不能变，保健院的职能发挥要不断得到强化。“以保健为中心”是指以妇女儿童的健康为中心，在条款【1.1.3.1】中要求围绕妇女儿童健康开展服务，强化公共卫生职能，不向综合医院发展。在条款【2.2.3.2】【2.3.3.1】和第三章第十节中体现对妇幼健康服务重点人群中高危孕产妇、高危儿的管理；在条款【1.2.3.1】【1.2.3.2】中体现通过“四大业务部”建设，促进保健与临床融合；在条款【1.1.4.1】及第二章中体现妇幼保健工作“面向群体、面向基层和预防为主”的特点；在条款【1.2.2.2】中要求妇幼保健院的中长期发展规划、年度工作计划、学科建设要按着持续改进的理念，体现以一、二级预防为主的三级预防内容与措施，体现辖区保健业务管理的内容与措施，体现保健与临床有机结合的内容与措施，体现将预防为主的理念融入到医疗保健工作中。总之，要求将妇幼卫生工作方针落实贯穿全院各项工作的始终，使妇幼保健院职能发挥落到实处。

2．目标指工作目标，包括《中国妇女发展纲要（2011—2020）》《中国儿童发展纲要（2011—2020）》中有关妇女、儿童健康的目标及本省、本辖区卫生健康主管部门规定的群体保健目标任务。应结合条款【1.2.2.2】，将目标任务落实在保健院中长期发展规划及年度计划中。

3．职责指妇幼保健院职责，包括原卫生部《妇幼保健机构管理办法》第五条、第六条、第七条中规定的妇幼保健机构职责和《国家卫生计生委关于妇幼健康服务机构标准化建设与规范化管理的指导意见》“二、落实功能任务”中载明的职责。

4．“一般业务人员知晓”指除C1以外的所有业务人员应该能够背诵妇幼卫生工作方针。

二、条款【1.1.2.1】

是由政府举办、不以营利为目的、具有公共卫生性质的公益性事业单位。（★）

【C】

1. 由政府举办，不得以任何形式变更妇幼保健院所有权性质，不以营利为目的。

2. 妇幼保健院为第一设置名称（以本院执业许可证为准）。

3. 妇幼保健院性质明确，履行公共卫生服务职能。

【B】符合“C”，并

按照《关于卫生事业补助政策的意见》的规定，妇幼保健院的人员、公务和业务经费补助由政府提供，并按标准定额和公共卫生事业机构承担工作任务情况核定。设备购置、修缮等必要的发展建设经费由政府安排。

【A】符合“B”，并

近2年政府提供的人员、公务和业务经费逐步增加。

【释义】

1．“妇幼保健院的性质”在原卫生部《妇幼保健机构管理办法》第二条“各级妇幼保健机构是由政府举办，不以营利为目的，具有公共卫生性质的公益性事业单位，是为妇女儿童提供公共卫生和基本医疗服务的专业机构”，以及第八条“妇幼保健机构由政府设置，分省、市（地）、县三级。设区的市（地）级和县（区）级妇幼保健机构的变动应征求省级卫生行政部门的意见。不得以租赁、买卖等形式改变妇幼保健机构所有权性质，保持妇幼保健机构的稳定”中有明确要求，评审中强调妇幼保健院应由政府举办，且履行公共卫生职能。

2．关于“经费补助由政府提供”和“经费由政府安排”，指相关经费由政府财政部门提供或由政府财政部门批复的预算安排且在年度决算中已经完成，则可以认为满足B级标准的要求。

三、条款【1.1.2.2】

控制特需服务规模。

【C】

1. 特需服务门诊量占总门诊量的比例≤ 10%。

2. 住院特需服务床位数占实际开放床位数的比例≤ 10%。

【B】符合“C”，并

有控制特需服务规模的措施与动态管理机制。

【释义】

为保证不以营利为目的的性质得到落实，妇幼保健院必须控制特需服务的规模，为此本条款提出了特需服务规模的限制比例及动态监管的管理要求。特需服务是相对于基本医疗服务而言的，是妇幼保健院在保证基本医疗服务的前提下，在服务措施、服务时间、服务内容、生活照料等方面提供更加的优质、便利且供患者自愿选择的营利性医疗保健服务或生活照料，如特需门诊、特需病房。提供特需服务的目的是补偿基本医疗服务，而不是补偿亏损去盈利。提供特需服务一般需向辖区卫生健康主管部门备案。按当地物价部门核准的收费标准进行收费的普通单间病房不属于特需服务。

四、条款【1.1.3.1】

围绕妇女儿童健康开展服务，不得向综合医院模式发展。强化公共卫生责任，突出群体保健功能。（★）

【C】

1. 以妇女儿童健康为中心开展服务，妇产科、儿科床位数不少于全院总床位数的80%，且原则上不得设置与功能定位和职能任务无关的科室。

2. 强化公共卫生责任，院长为第一责任人，院长及业务院长熟悉公共卫生政策。

【B】符合“C”，并

1. 妇产科、儿科床位数不少于全院总床位数的90%。

2. 孕产保健部、儿童保健部、妇女保健部负责人掌握本辖区近3年妇女儿童死亡及健康状况，并将预防为主的理念融入到医疗保健工作中。

3. 计划生育技术服务部负责人掌握辖区近3年人口状况及计划生育服务状况。

【A】符合“B”，并

未加挂综合医院名称。

【释义】

本条款约束妇幼保健院提供的服务必须以妇女儿童健康为中心，原则上不得开设任何与职能任务无关的科室。

1．“不得设置与功能定位和职能任务无关的科室”指依据原卫生部《妇幼保健机构管理办法》第七条“妇幼保健机构提供以下基本医疗服务，包括妇女儿童常见疾病诊治、计划生育技术服务、产前筛查、新生儿疾病筛查、助产技术服务等，根据需要和条件，开展产前诊断、产科并发症处理、新生儿危重症抢救和治疗等”规定，妇幼保健机构在切实履行公共卫生职责的同时，开展与妇女儿童健康密切相关的基本医疗服务，避免保健院向综合医院方向发展。保健院可以设置成人内科以防治孕产期并发症、合并症如糖尿病和高血压等，可以设置乳腺外科以防治乳腺疾病，可以设置小儿外科、小儿内科相关专业，但三级和二级保健院妇产科、儿科类床位分别不少于全院总床位数的80% ~ 85%。

2．“妇女儿童死亡与健康状况”指妇幼卫生信息报表中的妇女儿童死亡与健康数据信息。

3．“将预防为主的理念融入到医疗保健工作中”指院决策层、控制层、执行层在工作规划、制度、职责、考核方案及业务开展中均要体现预防为主，突出保健和临床相结合。“四大业务部”主任在指导、管理医疗保健服务实践中，既要做好妇女儿童个体疾病的诊治，也要注意疾病的一、二级预防；既要诊治妇女儿童个体疾病，提高疾病的治愈率、好转率，也要预防辖区妇女儿童群体中疾病的发生、发展，降低常见疾病发病率；既要关注辖区内妇女儿童的死亡状况，也要关注辖区内妇女儿童的健康状况。

五、条款【1.1.4.1】

按照全生命周期和三级预防的理念，以一级和二级预防为重点，为妇女儿童提供从出生到老年，内容涵盖生理和心理的主动、连续的服务与管理。

【C】

1. 突出一级、二级预防与主动服务的理念，将孕产妇健康检查、儿童健康检查、妇女常见病查治、妇女“两癌”筛查、计划生育技术服务、健康教育与健康促进等列入服务重点，纳入年度工作计划，并落实。

2. 基本保健服务内容连续、齐全，具体要求如下：

（1）孕产保健部：提供婚前、孕前、孕期、分娩期、产褥期保健服务，对高危孕产妇进行专案管理，提供产科住院服务。

（2）儿童保健部：提供新生儿保健、新生儿疾病筛查、儿童生长发育、营养、心理卫生、眼及视力保健、口腔保健、耳及听力保健、儿童康复、儿童常见病诊治和中医儿童保健等服务，对高危儿进行专案管理，提供儿科住院服务。

（3）妇女保健部：提供青春期保健、更老年期保健、妇女心理卫生、营养、乳腺保健、妇女常见病诊治、生殖保健和中医妇女保健等服务，提供妇科住院服务。

（4）计划生育技术服务部：履行计划生育宣传教育、技术服务、优生指导、药具发放、信息咨询、随访服务、生殖保健和人员培训八项职能任务。

【B】符合“C”，并

有促进科室提供主动服务的制度与措施。每年根据辖区妇女儿童发病的特点，深入辖区，为高危人群提供主动服务。

【A】符合“B”，并

近3年，根据群众需求不断增加服务内容，深化服务内涵。

【释义】

本条款从服务提供的角度描述了妇幼保健院服务的特殊性，以区分保健院与妇产医院、儿童医院服务特点的不同，强化《国家卫生计生委关于妇幼健康服务机构标准化建设与规范化管理的指导意见》和《各级妇幼健康服务机构业务部门设置指南》等文件的贯彻落实。

1.“高危人群”的确立应结合当地妇女儿童健康状况实际，并参考条款【2.2.3.2】，由保健院作出规定并落实主动服务，用服务案例证明达到条款要求。

2.“主动服务”是指通过主动筛查发现亚健康或患病个体，为其提供预防保健服务和随访服务，做到早发现、早预防、早干预。主动服务是相对被动服务而言，前者是医疗保健人员深入到社区、企业、学校等妇女儿童人群中进行主动筛查的模式，后者是患者到医院就诊的模式。

3.“连续服务”要求提供医疗保健服务内容齐全、服务过程连贯，符合原国家卫生计生委办公厅《各级妇幼健康服务机构业务部门设置指南》要求。省级妇幼健康服务机构业务部门设置原则之一为“与省级机构职能、任务、规模相适应，科室设置齐全，可结合功能任务、群众需求和机构业务发展需要增设相应业务科室”，市级妇幼健康服务机构业务部门设置原则之一为“与市级妇幼健康服务机构职能、任务、规模相适应。在保证完成职能任务的前提下，科室设置比例应当达到80%以上。可结合职能任务、群众需求和机构业务发展需要增设相关业务科室”。县（区）级妇幼健康服务机构可参照上级妇幼健康服务机构并结合本单位实际设置科室及专业。本条款与条款【1.2.3.2】的科室设置要求一致，以突出妇幼保健院服务的专业特点。

第二节　建设规模、功能和任务符合区域卫生规划

本节由12个条款组成，释义条款6条。描述了妇幼保健院的规模，要求用中长期发展规划、总体发展建设规划、内部科室设置及重点专业技术水平和服务能力等体现保健院功能任务的实现。

一、条款【1.2.1.1】

设置符合区域卫生规划，功能任务和定位明确，规模适度。

【C】

1. 妇幼保健院设置符合卫生计生行政部门规定的三级妇幼保健院基本标准，获得批准三级资格至少正式执业3年以上。

2. 实有床位不少于300张。

3. 符合省级卫生计生行政部门规定的其他要求。

【B】符合“C”，并

平均住院日≤7天。

【释义】

此条款是评审的基础要求，省级卫生健康主管部门的其他要求以“医疗机构执业许可证”为准，科室设置、诊疗科目、床位设置等与“医疗机构执业许可证”相一致。

二、条款【1.2.2.2】

制订中长期发展规划以及年度计划。

【C】

1. 根据本院的愿景与目标以及功能任务，制订中长期规划以及年度计划。

2. 规划应涵盖辖区妇幼卫生工作内容，与本院规模、经营方针及策略与功能任务相一致。

3. 规划内容包括目标、实施方法、实施步骤、工作分工、经费预算以及年度安排等。

【B】符合“C”，并

1. 中长期规划以及年度计划由各部门共同参与，经过集体讨论，并征求职工意见，经过职工代表大会讨论通过。

2. 科室员工对本科室计划的主要目标知晓率≥80%。

【A】符合“B”，并

各部门管理人员、各科室负责人对本院的规划目标以及本部门、本科室的计划任务知晓率≥ 90%。

【释义】

此条款强调在保健院中长期发展规划中，其规划内容应该含有妇幼公共卫生服务的内容。评审工作中，规划的目标、工作分工、经费预算以及年度安排等需与评审前 3 年的年度计划目标及内容一致，用年度工作计划来体现中长期发展规划得到落实，用年度工作总结来体现年度工作计划得到落实，不能出现年度计划与中长期发展规划不一致、年度工作总结与当年工作计划不一致的现象。

三、条款【1.2.3.1】

优化配置内部资源，规划服务流程及科室设置。完善孕产保健部、儿童保健部、妇女保健部、计划生育技术服务部建设，体现保健和临床相结合的发展模式。

【C】

1. 以服务对象为中心整合科室设置，按孕产保健部、儿童保健部、妇女保健部、计划生育技术服务部设置（以下简称“四大业务部”）。

2. “四大业务部”职能任务明确，工作制度与人员岗位职责健全，并落实。

3. 建立“四大业务部”组织架构、协调机制、服务流程、质量标准、考核办法等运行机制。

【B】符合“C”，并

1. “四大业务部”负责人具有正高级职称，专业工作年限不少于 10 年。

2. “四大业务部”负责人掌握相关临床医学、预防医学、妇幼保健管理学知识，了解近 5 年妇幼健康有关政策、辖区妇女儿童死亡状况及健康状况。

【A】符合“B”，并

各业务部定期分析、研究本部门工作运行质量，有季度通报、半年总结及年度评估报告，并持续改进。

【释义】

“四大业务部”设置是为促进保健与临床相结合，通过管理结构调整来实现保健和临床在工作人员、工作内容、工作运行中的结合，在《国家卫生计生委关于妇幼健康服务机构标准化建设与规范化管理的指导意见》和《各级妇幼健康服务机构业务部门设置指南》中有明确要求。

1. “组织构架”要参照《各级妇幼健康服务机构业务部门设置指南》的要求进行，体现保健与临床相结合的科室设置在部内得到构建，并依据组织构架明确“四大业务部”的职责分工，制订工作制度和流程，与条款【2.1.1.1】【5.2.2.1】统筹考虑。

2. “协调机制”指建立部内协调机制及部间协调机制，包括多学科会诊机制、部内群体保健与个体医疗保健业务人员轮岗机制、保健与临床工作协调机制、部内及部间转介、随访服务等，以保证保健与临床有机结合。

3.“质量标准、考核办法”要重点体现院内及辖区群体保健业务管理的质量指标、保健与临床相结合的过程指标，如转介率、随访率等指标内容。

四、条款【1.2.4.1】

产科、新生儿科等重点科室专业技术水平、服务能力和质量在本省、全国同行业优势明显，并处于本省或全国前列。

【C】

近2年住院病历首页数据分析显示证实重点科室的病种、专业诊疗技术水平、数量与质量处于本省前列。

【B】符合“C”，并

有省级卫生计生行政部门批准的重点科室或诊疗中心，或为省级质控中心。

【A】符合“B”，并

1. 近2年住院病历首页数据分析显示证实重点科室的病种、专业诊疗技术水平、服务质量处于全国前列。

2. 有国家级重点科室或诊疗中心，或为国家级质控中心或培训基地。

【释义】

产科、新生儿科是保健院两个重要的临床科室，它的技术水平高低与辖区妇幼健康服务的工作重点如孕产妇死亡率、5岁以下儿童死亡率、婴儿死亡率控制条款【2.2.3.2】密切相关，与危重孕产妇抢救、新生儿救治服务能力条款【4.3.3.2】密切相关，与辖区危重孕产妇、危重新生儿救治网络的构建条款【2.3.3.1】密切相关，故本条款是通过强化这两个专科的建设体现妇幼保健院在辖区内的技术核心地位。对“在本省、全国同行业优势明显，并处于本省或全国前列”的理解为，需要保健院提供产科、新生儿科与本省同级综合医院或专科医院同专业比较，在疾病诊疗的病种、技术种类、病例数量和质量等方面的数据对比资料，资料来源应与条款【2.3.1.1】【2.4.4.1】【5.3.5.2】数据一致。

五、条款【1.2.5.1】

能承担妇产科、儿科急危重症和疑难疾病的诊疗。

【C】

1. 有承担本辖区妇产科、儿科急危重症和疑难疾病诊疗的设施设备、技术梯队与处置能力。

2. 检验与医学影像（含超声）诊疗部门可提供（24小时/每天 ×7天/每周）急诊诊疗服务。

3. 重症监护病房（室）（MICU[1]、PICU、NICU）床位数占总床位数的比例 ≥ 2%，有明确的重症监护病房（室）患者收治标准，并实施[1]。

【B】符合“C”，并

1. 重症监护病房（室）（MICU、PICU、NICU）床位数占总床位数的比例 ≥ 3%，符合危重评分标准（如 APACHE[2] Ⅱ评分等）的患者 > 50%[2]。

2. 住院患者中急危重症和疑难疾病诊疗的比重在本省（区）内排在前列。

【A】符合“B”，并

重症监护病房（室）（MICU、PICU、NICU）床位数占总床位数的比例 ≥ 5%，符合危重评分标准（如 APACHE Ⅱ评分等）的患者 ≥ 60%。

【释义】

1．能够处理急危重症及疑难复杂性疾病是三级妇幼保健院的任务之一。本细则通过对床位设置、设备设施、技术梯队、处置能力等方面提出要求，促使保健院在服务数量与服务质量上持续发展。具体内容可参考原国家卫生计生委办公厅《关于印发危重孕产妇和新生儿救治中心建设与管理指南的通知》中《危重孕产妇救治中心建设与管理指南》的 4 个附件、《危重新生儿救治中心建设与管理指南》的 6 个附件，对设备、设施、人员配置、服务能力提出了明确要求。

2．C3 中的重症监护病房（室）患者收治标准由本院自己制定并落实，A、B 级标准中使用危重评分标准（如 APACHE Ⅱ评分等）收治患者是原国家卫生计生委《重症医学专业医疗质量控制指标》所要求的。

六、条款【1.2.6.1】

医技科室服务项目设置、专业技术人员配备与技术能力符合省级卫生计生行政部门规定的标准。

【C】

1. 医技科室的设置、专业技术人员和设备配备符合国家或省级卫生计生行政部门规定的三级妇幼保健院标准。

2. 医技科室至少设有药剂科、检验科、超声医学科、放射影像科、遗传实验室、手术室、病理科、消毒供应室 / 中心、病案室。

【B】符合“C”，并

1. 医技科室主任具有高级职称的比例 ≥ 70%。

2. 临床实验室和超声等医学影像项目实行统一管理、资源共享（不含非收费项目）。

---

[1] MICU，内科重症监护病房（室）；PICU，儿科重症监护病房（室）；NICU，新生儿重症监护病房（室）。

[2] APACHE Ⅱ，急性生理与慢性健康状况评分Ⅱ。

【A】符合“B”，并

医技科室主任具有高级职称的比例≥ 90%。

【释义】

原卫生部《医疗机构临床实验室管理办法》第九条规定：“医疗机构临床实验室应当集中设置，统一管理，资源共享。”保健院各科室配置的医学检验仪器、超声仪、骨密度仪等设备应当集中设置，资源共享，对适应证掌握、使用方法、维护保养、质量控制等实行统一管理。

第三节　承担政府指令性任务

本节由 6 个条款构成，释义条款 2 条，均为医疗机构作为非营利性、公益性事业单位必须完成的任务，往往要结合卫生健康主管部门赋予妇幼保健院的职能，按基本要求完成。

一、条款【1.3.3.1】

根据《中华人民共和国传染病防治法》和《突发公共卫生事件应急条例》等相关法律法规，承担传染病的预防、发现、救治、报告等任务。

【C】

1. 有专门部门依据法律法规和规章、规范负责传染病管理工作。

2. 有指定人员负责传染病疫情监控、报告以及传染病预防工作。

3. 应卫生计生行政部门的要求设置传染病分检点，有传染病预检、分诊制度，对传染病患者、疑似传染病患者应当引导至相对隔离的分诊点进行初诊。

4. 有对特定传染病的特定人群实行医疗救助的相关制度和保障措施。

【B】符合“C”，并

1. 门诊、住院诊疗信息登记完整，传染病报告、诊疗和消毒隔离、医疗废物处理规范。

2. 对发现的法定传染病患者、病原携带者、疑似患者的密切接触者采取必要的治疗和控制措施。

【A】符合“B”，并

相关职能部门对传染病管理定期监督检查、总结分析，持续改进传染病管理，无传染病漏报，无管理原因导致传染病播散。

【释义】

传染病的预防、发现、救治、报告等是保健院的基本任务。“对特定传染病的特定人群实行医疗救助的相关制度和保障措施”指依据《中华人民共和国传染病防治法》及有关法律规定，保健院应结合自身职能，重点做好艾滋病、梅毒、乙肝孕产妇的管理，儿童传染病的管理，按要求提供咨询、关怀、诊治及转介服务。出现重大传染病疫情时，要严格执行“先救治，后结算费用”的规定，严禁因为费用问题延误救治或者推诿病人。在发生突发公共卫生事件及特定传染病时，要严格按照上级部门要求执行相关救治及救助。

二、条款【1.3.5.1】

在国家分级诊疗制度框架内，建立实施双向转诊制度与相关服务流程。

【C】

在国家分级诊疗制度框架内，建立实施双向转诊制度与相关服务流程，并落实。

【B】符合“C”，并

相关职能部门对双向转诊结果定期进行追踪随访、总结分析及效果评价。

【A】符合“B”，并

转诊单位间有定期联席会议制度并落实，不断改进双向转诊工作。

【释义】

双向转诊制度与流程的要求应结合妇幼保健院自身特点和职能，与条款【2.3.2.1】【2.3.3.1】【3.10.1.1—3.10.3.2】【3.16.1.1—3.16.3.1】统筹考虑，依据国家和辖区卫生健康主管部门有关孕产保健、儿童保健的工作规范与技术规范，并结合本院实际制定、实施。将工作重点放在妊娠风险筛查评估与分级管理、分娩后的家庭访视、患病儿童出院后的健康管理等。

参考文献

[1] 国家卫生计生委 . 国家卫生计生委关于妇幼健康服务机构标准化建设与规范化管理的指导意见 [Z].2015.

[2] 国家卫生计生委办公厅 . 各级妇幼健康服务机构业务部门设置指南 [Z].2015.

[3] 国务院 . 国务院关于印发中国妇女发展纲要和中国儿童发展纲要的通知 [Z].2011.

[4] 卫生部 . 妇幼保健机构管理办法 [Z].2006.

[5] 国家卫生和计划生育委员会 . 医疗机构管理条例实施细则 [Z].2017.

[6] 财政部，国家计委，卫生部 . 关于卫生事业补助政策的意见 [Z].2000.

[7] 卫生部 . 医疗机构基本标准（试行）[Z].1994.

[8] 卫生部 . 医疗机构诊疗科目名录 [Z].1994.

[9] 卫生部 . 医疗机构临床实验室管理办法 [Z].2006.

[10] 中华人民共和国传染病防治法 [Z].2004.

[11] 国家卫生健康委员会 . 国家卫健委关于印发母婴安全行动计划（2018—2020）和健康儿童行动计划（2018—2020）的通知 [Z].2018.

第二章　辖区妇幼健康业务管理质量与持续改进

本章由 9 节 36 个条款组成，其中核心条款 4 条，释义条款 26 条。对辖区业务管理组织的构架与职能、质量管理的重点以及主要群体保健工作质量的内容（网络管理、妇幼卫生信息管理、健康教育管理、妇幼卫生项目管理、群体筛查质量管理、托幼机构卫生保健管理等）提出了要求。本章主要依据《国家卫生计生委关于妇幼健康服务机构标准化建设与规范化管理的指导意见》中设定的辖区业务管理职责，重点描述了落实辖区业务管理职责所要求的结构质量、过程质量及结果质量内容，评审中所要求提供的文字记载较多，管理质量的体现主要靠实施规范管理过程的痕迹资料。从事辖区业务管理的人员必须把握工作中的计划性与协调性，对卫生行政部门规定及规范的遵循，管理中的问题导向与针对性，质量要求的重点与持续改进，记录的完整性、规范性与系统性，并学会使用质量管理工具。个案追踪往往不是追踪患者，而是追踪某个具体的事件，如某次培训、某次督导、某重点人群、某个指标等。通过评审活动，让妇幼保健院的保健与临床不断融合，让从事群体保健的人员学会使用质量管理工具，掌握如何管理重点、有针对性地开展工作，让 PDCA 的管理理念得到执行。

第一节　管理组织

本节由 3 个条款组成，释义条款 3 条，是辖区业务管理的总论部分，从决策、控制、执行三个层次对如何保证辖区妇幼健康业务管理质量做了规定。

一、条款【2.1.1.1】

有院内负责辖区妇幼健康业务质量管理的组织，院长为第一负责人。

【C】

1. 有院内负责辖区妇幼健康业务质量管理的组织，人员构成包括孕产保健、儿童保健、妇女保健、计划生育技术服务、健康教育、信息管理及相关职能科室主要负责人。有明确的工作制度及职责，并落实。

2. 组织架构及职能分工体现决策、控制与执行三个层次；有组织构架图，院长为第一责任人，指定职能科室负责组织、协调、监督。

【B】符合“C”，并

院长在管理质量与持续改进中起领导作用。

【A】符合“B”，并

对辖区妇幼健康业务质量管理工作进行定期考核，持续改进管理质量，有证据表明成效显著。

【释义】

1．“辖区妇幼健康业务质量管理的组织”即辖区妇幼健康业务质量管理委员会，体现组织的建立有四个要素，即组织的人员构成、职责、工作制度及办公室。组织职责需要回答的是该组织做什么，组织工作制度回答的是怎么做，不能用“定期做”“积极做好”“按时完成”“加强”等词汇，这些要求是不能被量化考核的，应该制定出具体部门、具体人员、具体方法、具体时间、频率或频次明确的工作制度。相关职能科室为该管理组织办公室的常设机构，负责组织、协调、实施、监督等日常工作。

2．群体保健工作决策层指院级辖区妇幼健康业务质量与安全管理组织；执行层为“四大业务部”辖区妇幼健康业务质量管理小组；控制层为辖区妇幼健康业务质量管理职能部门，即保健部。部制改革前，保健部既有辖区妇幼健康业务管理职能，也有做妇幼卫生项目等执行职能；部制改革后，执行职能需交给“四大业务部”对应的业务科室去做，以推进保健与临床的有机融合，保健部只负责辖区妇幼健康业务管理、组织、协调、考核评估与监督等职能，做好辖区及院内的群体保健工作质量控制，真正发挥控制层的职能。

3．“领导作用”指任质量管理组织的组长（主任委员），按质量管理组织制度定期参加会议，并进行决策部署。可以以会议记录、纪要的形式体现。

二、条款【2.1.2.1】

职能部门履行指导、检查、考核、评价和监督职能。

【C】

1. 根据本院确定的重点工作，制订实施的具体措施与考核方案。

2. 有履行指导、检查、考核、评价的完整工作记录。

【B】符合“C”，并

1. 有对辖区妇幼健康业务管理的重点部门、关键环节、关键时段的监管记录。

2. 有季度通报、半年总结及年度评估报告。

【A】符合“B”，并

运用质量与安全指标、风险数据、重大质量缺陷等资料对辖区妇幼健康业务质量实施监控，持续改进有成效。

【释义】

1．“职能部门”指辖区妇幼健康业务质量管理的部门，为控制层，一般指保健部。

2．“本院确定的重点工作”指年度辖区群体保健重点工作。创建时要与条款【2.2.3.1】中C1“年度质量管理的重点”相结合。

3．“重点部门”是指对群体保健工作质量负有协调、控制职责的部门，如妇幼卫生信息科、健康教育科、产前诊断中心、新生儿疾病筛查中心等。“关键环节”是指群体保健工作中关乎保健质量的环节，如孕产妇死亡评审、新生儿死亡评审、降低非医学指征剖宫产率、出生缺陷防控、危重孕产妇转运及急救、信息质量控制、高危管理、产前筛查与诊断、业务指导的频次及覆盖面等，可参照条款【2.2.3.2】。“关键时段”是指冬春季等外出务工人员返乡、妊娠合并症易发等时段以及节假日期间、日班之外。加强对此时段中有关危重孕产妇转诊系统、危重新生儿转诊系统的及时性、有效性、安全性等的质量控制。

三、条款【2.1.3.1】

“四大业务部”负责人是本部门辖区业务管理质量的第一责任人，负责落实相关任务。

【C】

1. “四大业务部”均有辖区妇幼健康业务质量管理小组，业务部负责人为第一责任人。

2. 制订本业务部的质量管理年度工作计划及监控重点。

【B】符合“C”，并

1. 各业务部主任掌握的关键质量指标至少包括：

（1）高危孕产妇、高危儿等重点人群管理；

（2）技术指导频次、覆盖面等关键环节管理；

（3）辖区业务数据及时性、完整性、准确性等质量控制管理。

2. 有季度通报、半年总结及年度评估报告。

【A】符合“B”，并

科室负责人、质控小组负责收集本科室质量与安全数据，运用质量管理工具展示近两年管理成效的变化趋势。

【释义】

1. 本条款强调了妇幼保健院辖区业务质量管理体系与综合医院、专科医院的不同之处，前者是强调院部（科）两级管理，后者强调院科两级管理。保健院赋予“四大业务部”负责人协调、统一管理本部内各科室群体及个体保健服务和工作质量的职责，以保证保健与临床有机融合的实现，保证将预防为主的理念融入到医疗工作实践中，保证辖区业务管理质量不被弱化。

2. 对辖区内“重点人群”“关键环节”的理解在条款【2.2.3.2】中有相关描述，创建时要统筹考虑。

3. “技术指导”是保健院的基本任务之一，创建中要关注条款【2.3.2.1】协作机制的技术指导、条款【2.5.4.1】健康教育的技术指导、条款【2.6.1.1】妇幼公共卫生服务项目的技术指导、条款【2.7.1.1】群体筛查的技术指导、条款【2.8.2.1】母子保健手册使用的技术指导、条款【2.9.2.1】托幼机构卫生保健的技术指导，统筹考虑技术指导的频次、覆盖面、计划、实施、记录、小结、针对性建议等要素。

第二节　管理质量与持续改进

本节由7个条款1个核心条款组成，释义条款7条，是辖区业务管理的总论部分。描述了辖区业务管理具体工作开展的主要内容及管理重点，从落实各级卫生健康主管部门有关辖区业务管理的相关规定、规范、标准等，到制定本辖区妇幼健康服务质量管理和持续改进方案、提供技术支持、开展业务培训、推广适宜技术及“出生医学证明”业务管理等方面提出了明确的要求。

一、条款【2.2.1.1】

执行相关部门有关辖区业务管理制度和工作规范等规定。

【C】

各业务部落实各级卫生计生行政部门有关辖区群体保健质量管理办法、管理制度、工作规范、技术标准、业务指南等规定。

【B】符合“C”，并

相关职能部门定期检查、总结分析、反馈相关规定执行情况。

【A】符合“B”，并

有证据表明近2年持续改进有成效。

【释义】

1．此条款涉及“四大业务部”各科室及有关业务人员。在医疗保健服务过程中，既要落实本院制定的疾病诊疗常规、操作规范及业务指南，也要落实各级卫生行政部门有关辖区群体保健质量管理办法、管理制度、工作规范、技术标准、业务指南等规定。重点在“落实”两字，要求保健院在制发业务管理规章、制度、规范、标准、常规、指南等文件时统筹考虑，二者有机结合。针对本条款，在评审过程中会随机抽查“四大业务部”隶属的各有关科室、有关业务人员。

2．“相关职能部门”主要指保健部。

二、条款【2.2.2.1】

协助卫生计生行政部门制订辖区的妇幼健康工作相关政策、技术规范、规章制度、评估标准和工作方案等。

【C】

有证据表明近两年协助卫生计生行政部门起草制订辖区内妇幼健康工作相关政策、规章制度、技术规范、评估标准和工作方案等。

【B】符合“C”，并

受卫生计生行政部门委托，近两年在重要政策出台前有针对性地开展调研工作并形成报告，报告有数据支撑，有分析、有建议。

【A】符合“B”，并

有证据表明研究成果被同级或上级卫生计生行政部门采用。

【释义】

协助以及“受卫生计生行政部门委托”的“证据”包括会议记录、纪要、批示、委托书、课题研究项目书、上报文书的签字审批等。

三、条款【2.2.3.1】

制订辖区妇幼健康服务质量管理方案并实施，对工作质量进行考核，持续改进管理质量。

【C】

1. 根据当年卫生计生行政部门妇幼健康工作的要点，明确年度质量管理的重点。
2. 制订辖区妇幼健康服务质量管理和持续改进方案，落实责任部门。
3. 制订辖区妇幼健康服务质量考核标准、考核办法、考核指标，定期进行考核。

【B】符合“C”，并

1. 责任部门对考核结果进行分析、总结、反馈及提出改进措施。
2. 考核工作记录完整。

【A】符合“B”，并

相关职能部门对责任部门的质量管理工作进行监督管理。

【释义】

1．依据《国家卫生计生委关于妇幼健康服务机构标准化建设与规范化管理的指导意见》要求，“妇幼健康服务机构承担辖区妇幼健康工作业务管理”。此条款的关键词是“制订”，要求妇幼保健院履行辖区业务管理的职责，针对辖区妇幼健康服务的相关任务和内容制订辖区妇幼健康服务质量管理方案以及质量管理考核标准、考核办法、考核指标等，并落实。

2．“责任部门”指在辖区妇幼健康服务质量管理和持续改进方案落实中涉及的相关任务牵头部门或科室。

3．“相关职能部门”指保健部。

四、条款【2.2.3.2】

有妇幼健康服务质量关键环节、重点人群管理标准与措施。(★)

【C】

1. 有辖区保健工作重点环节如孕产妇死亡评审、新生儿死亡评审、降低非医学指征剖宫产率、出生缺陷防控、危重孕产妇的转运及急救等的管理制度与措施，并落实。

2. 有辖区重点人群如高危孕产妇、危重孕产妇、高危儿童等的管理方案与措施，并落实。

3. 制度、方案、措施符合法律法规、规范及相关规定，且符合本区域实际。

【B】符合“C”

相关职能部门定期检查、分析、反馈，提出改进措施，持续提高管理水平。

【A】符合“B”，并

有证据表明近2年妇幼健康管理质量逐年提高。

【释义】

辖区妇幼健康服务的重点管理，其制度、方案和措施与综合医院、专科医院不同，要做到与国家发布的有关妇幼健康管理的规范、指南等有效结合，目标、内容、方法要关注辖区妇女儿童健康服务要求，要遵循国家有关法律法规、工作规范及技术规范。

五、条款【2.2.4.1】

开展妇幼健康政策和业务培训。

【C】

1. 有妇幼健康相关政策、管理、技术及服务培训的年度计划及实施方案，并落实。

2. 培训相关资料保存完整，有通知、课程表、签到簿、教案、班前班后问卷、音像资料、总结等，并整理成册。

【B】符合“C”，并

对培训工作有评估、有追踪，持续改进培训质量。

【A】符合“B”，并

相关职能部门对培训工作实施统一管理，并进行质量监督。

【释义】

本细则对培训工作的要求在许多条款中均有所体现，如条款【2.7.2.1】【2.9.2.1】，总的要求是“培训有计划、有目标、有重点、有评估”。培训计划要统筹考虑在妇幼保健院职能发挥、项目业务管理、技术推广、健康教育、问题导向、上级交办的培训任务等各方面，计划要明确培训的内容、数量、对象以及完成的时间。培训目标主要指要达到的具体目的，培训的内容要以问题为导向，培训对象的选择要有明确的针对性。培训的重点要明确，要根据持续改进的基本管理理念要求，确定每次培训重点，避免年年培训一个题目，次次培训一个题目。培训的评估十分重要，是衡量培训质量好坏的重要方法。评估一般包括对教师教学质量的评估、对学员学习质量的评估、对培训方法与内容的评估、对培训组织安排的评估等。培训的相关资料按要求整理成册保存。

六、条款【2.2.4.2】

推广适宜技术。

【C】

1. 制订辖区适宜技术推广的相关规划、年度计划及实施方案，并落实。

2. 有相关职能部门对适宜技术推广工作实施统一管理。

【B】符合“C”，并

适宜技术推广有重点，符合当地工作实际，针对性强。

【A】符合“B”，并

相关职能部门对适宜技术推广工作有追踪、有评估，持续改进推广质量。

【释义】

适宜技术不包括国家实施的妇幼重大公共卫生项目及基本公共卫生项目，对项目推广的描述见条款【2.6.3.1】。“适宜技术推广有重点，符合当地工作实际，针对性强”指适宜技术的选择要根据辖区在妇女儿童保健工作中存在的技术问题，推广要针对需求单位实际，根据需求内容进行，按 PDCA 的管理理念，持续改进推广质量。

七、条款【2.2.5.1】

受卫生计生行政部门委托，依法对“出生医学证明”进行业务管理。

【C】

1. 设立专人负责日常事务性管理，明确岗位职责及工作制度，并落实。

2. 受委托对辖区“出生医学证明”相关证件的储存、发放、登记等情况进行管理，有对辖区“出生医学证明”管理情况进行督导的记录。

3. 严格落实真伪鉴定、配发、保管工作要求和责任追究制度。

4. 签发、换发、补发等流程及印章管理符合国家卫生计生行政部门规定。

5. 对“出生医学证明”发放工作及流程进行宣传。

【B】符合“C”，并

1. 实现“出生医学证明”信息电子化管理。

2. 按要求进行废证管理，废证率 $< 1\%$。

【A】符合“B”，并

辖区内未出现“出生医学证明”倒卖、转让、毁损、丢失等重大事件。

【释义】

辖区“出生医学证明”管理是在卫生健康主管部门的委托下进行的，有的妇幼保健院没有受委托进行此业务的管理，可以申请E档。本院的出生医学证明使用与管理在条款【3.11.9.2】中有明确要求。

第三节　妇幼健康服务网络管理

本节由3个条款1个核心条款组成，释义条款3条。主要在妇幼健康服务网络、协作网络、急危重症的转诊网络三个方面提出了要求。《国家卫生计生委关于妇幼健康服务机构标准化建设与规范化管理的指导意见》中提出“妇幼健康服务机构应当与辖区内基层医疗卫生机构建立稳定的业务指导和双向转诊关系，与其他医疗卫生机构和相关科研教学机构建立技术协作机制”，故将分工协作机制作为核心条款，以保证落实。

一、条款【2.3.1.1】

协助卫生计生行政部门健全辖区妇幼健康服务网络，掌握网络运行状况。

【C】

1. 协助卫生计生行政部门健全辖区内妇幼健康服务网络，网络覆盖所有提供妇幼健康服务的医疗卫生机构。

2. 掌握辖区内近3年各级妇幼保健机构及其业务部门设置情况、人员数量与构成、设备设施配置、服务内容、服务数量与质量等运营状况。

3. 定期召开辖区内妇幼保健院院长例会，例会主题明确，能够解决实际问题。

【B】符合“C”，并

掌握辖区内提供产科、儿科、妇幼保健服务的各级各类医疗卫生机构名称、性质，及其相应科室人员数量与构成、设备设施、服务内容、服务数量与质量等情况，定期分析并形成报告。

【A】符合“B”，并

对辖区妇幼卫生资源配置进行专题调研，对调研中发现的问题进行分析，提出改进措施，并向同级卫生计生行政部门报告。

【释义】

“辖区内妇幼健康服务网络”指辖区内各级妇幼保健机构及提供产科、儿科、妇幼保健服务的各级各类医疗卫生机构组成的网络。此条款要求掌握辖区内网络的机构名单、人员名单、科室与人员构成、硬件设施设备、服务内容与质量等管理信息，也是妇幼保健服务提供者辖区管理的基本情况及管理要素。对辖区业务管理质量实行精细化、精准化管理，提高管理质量和提升管理效果起到支撑作用。

二、条款【2.3.2.1】

协助卫生计生行政部门建立辖区内提供妇幼健康服务的各级各类医疗卫生机构分工协作机制，并对其开展的服务进行技术指导和质量控制。（★）

【C】

1. 协助卫生计生行政部门建立辖区内提供妇幼健康服务的各级各类医疗卫生机构分工协作机制，对疾病管理、技术推广、人才培养等工作提出协作规划或计划、实施方案、考核机制等。

2. 分工协作机制内容应涵盖妇幼公共卫生服务和妇女儿童基本医疗保健服务。

3. 协作机制应覆盖城乡基层三级妇幼卫生服务网络。

4. 根据实施方案及公共卫生服务项目等要求，及时完成技术指导和质量控制任务，年度频次与覆盖面达标。

【B】符合“C”，并

定期调研分工协作机制运转情况，进行总结、分析、反馈，提出改进措施。

【A】符合“B”，并

有证据表明，近3年辖区各级各类医疗卫生机构分工协作机制逐年巩固，并得到加强。

【释义】

此条款要求妇幼保健院在辖区妇幼健康服务网络的基础上建立分工协作机制，尤其强调在疾病管理、技术推广、人才培养等方面体现协作机制的建立。建立什么样的分工协作机制，应结合本辖区群体保健工作的实际，要和本细则中有关高危孕产妇管理、高危儿童管理、危重孕产妇及新生儿转诊、群体筛查服务等条款要求有机结合，要和保健院发展的规划与计划有机结合，要和保健院自身的技术服务水平与特色有机结合。发挥妇幼保健院辖区业务管理的优势，体现妇女儿童常见疾病和重点疾病的疾病识别、筛查、分级管理、转（会）诊、转介服务、阳性病例管理、干预、追访等方面持续改进服务质量。分工协作机制至少包括疾病管理、技术推广、人才培养三个方面。

三、条款【2.3.3.1】

协助卫生计生行政部门建立辖区孕产妇和新生儿急危重症转诊网络。

【C】

1. 协助卫生计生行政部门建立辖区孕产妇和新生儿急危重症转诊网络。明确网络中各级各类机构和人员的职责。

2. 建立转诊流程，包括急危重症的评估与分类、转运、交接、诊治及结果的跟踪反馈。

3. 组建辖区专家组，建立工作制度。

【B】符合“C”，并

对孕产妇和新生儿急危重症转诊网络进行管理，包括人员培训、技术指导和质量控制。

【A】符合“B”，并

对孕产妇和新生儿急危重症转诊网络运行情况进行分析评价，持续改进工作质量。

【释义】

预防和减少孕产妇及儿童死亡，建立辖区孕产妇和新生儿急危重症转诊网络是重要的一环。急危重症转诊网络的建立在本细则中涉及的条款较多，创建中要统筹考虑条款【1.3.4.1】【3.10.3.1】【3.11.8.3】【4.3.4.1】，网络的构建要与辖区内危重孕产妇抢救中心、危重新生儿抢救中心布局和任务相一致。

第四节　妇幼健康信息管理

本节由 5 个条款构成，其中核心条款 1 个，释义条款 5 条。主要在妇幼健康信息管理科的设置、工作机制、数据中心、信息安全、信息的分析利用方面提出了要求，重点是强化妇幼健康信息的分析利用。

一、条款【2.4.1.1】

有负责信息管理的部门。

【C】

1. 有负责信息管理的部门，工作人员数量满足工作要求，具备相应的资质。
2. 科室工作制度健全，人员职责明确，并落实。
3. 院主管领导在妇幼健康信息工作中起领导作用。

【B】符合“C”，并

科主任具有相关专业高级职称，从事信息管理相关工作年限 5 年以上，掌握妇幼健康信息工作有关法律法规、规范等知识。

【A】符合“B”，并

定期研究信息工作管理与质量，并持续改进。

【释义】

妇幼健康信息管理是辖区妇幼健康业务管理的主要内容之一，标准要求信息管理工作能够按着 PDCA 的理念不断提高管理质量，为妇幼卫生决策、妇幼卫生业务开展、妇幼卫生效果评价等服务。工作的依据主要有：原国家卫生计生委《人口健康信息管理办法（试行）》及《妇幼保健专科建设和管理指南》等。

二、条款【2.4.1.2】

建立辖区妇幼健康信息管理机制，保证信息上报及时、准确。

【C】

1. 建立辖区妇幼健康信息管理机制，有妇幼健康信息工作规范、标准等技术文件，且不低于国家有关规定。

2. 制订妇幼健康信息工作方案及信息工作流程，明确各级各类信息管理人员职责，工作流程合理。相关人员明确自身职责，掌握工作流程。

3. 定期对妇幼健康信息人员进行逐级培训，培训有计划、有重点、有经费保证。

4. 对信息资料进行档案化管理。

【B】符合“C”，并

1. 辖区内未接受培训的从事信息工作人员≤5%。

2. 信息填报正确、完整，上报及时达100%。

【A】符合“B”，并

1. 辖区内未接受培训的从事信息工作人员≤1%。

2. 信息上报及时性、完整性在上级相关考核中连续3年满分。

【释义】

对“辖区内未接受培训的从事信息工作人员”的理解，依据《国家卫生计生委关于妇幼健康服务机构标准化建设与规范化管理的指导意见》中落实功能任务的要求，即“各级妇幼健康服务机构应当按照职能提供服务并实行上下联动、分级管理”。妇幼保健院应根据卫生健康主管部门确定的信息网络构架，按自身管理职责范围，分级组织辖区内妇幼健康信息人员培训，培训覆盖人群按管理职责确定。

三、条款【2.4.2.1】

协助卫生计生行政部门建立区域妇幼卫生信息平台和数据中心。

【C】

1. 协助卫生计生行政部门建立区域妇幼卫生信息平台和数据中心，收集、管理妇幼卫生数据。

2. 建立辖区妇幼卫生信息质量控制体系及方案，并落实。

3. 数据中心运行安全，符合国家相关规定。

【B】符合“C”，并

1. 推动辖区妇幼卫生信息平台的标准化和规范化建设，符合国家信息管理标准化的有关规定。

2. 平台覆盖妇幼健康服务网络机构的80%以上。

【A】符合“B”，并

平台覆盖妇幼健康服务网络的所有机构。

【释义】

1．区域妇幼卫生信息平台和数据中心是做到条款【2.3.1.1】【1.1.4.1】通过评审的基础，可以建立在本院内，也可建立在卫生行政部门或政府规划的第三方信息平台，建立妇幼卫生信息平台或借助云平台服务实现。信息平台和数据中心建设必须遵循国家信息标准和基本功能规范要求。

2．对“平台覆盖妇幼健康服务网络机构”的理解，依据《国家卫生计生委关于妇幼健康服务机构标准化建设与规范化管理的指导意见》中落实功能任务的要求，即“各级妇幼健康服务机构应当按照职能提供服务并实行上下联动、分级管理”，此处网络机构主要指本级及下一级提供妇幼医疗保健服务的医疗保健机构，即按属地管理原则，省级包括省级与辖区内省级（含卫生行政部门授权管理的坐落在辖区内的部属、省属及军队医疗卫生机构）提供妇产科、儿科、妇幼保健服务各级各类医疗卫生机构及市级妇幼保健机构，市级包括市级与辖区内市级（含卫生行政部门授权管理的坐落在辖区内的部属、省属及军队医疗卫生机构）提供产科、儿科、妇幼保健服务各级各类医疗卫生机构及县级妇幼保健机构。

四、条款【2.4.3.1】

具有良好的信息安全策略、安全手段、安全环境及安全管理措施，保证妇幼健康信息安全。

【C】

1. 具有良好的信息安全制度、安全手段、安全环境及安全管理措施，并落实到位。

2. 建立信息安全应急预案，并落实。

【B】符合“C”，并

相关职能部门定期检查信息安全，找出影响信息安全的因素，提出改进措施，并落实。

【A】符合“B”，并

连续3年无信息安全事件发生。

【释义】

1．计算机系统的安全应参照《计算机信息系统安全保护等级划分准则（GB17859—1999）》《中华人民共和国计算机信息系统安全保护条例》等文件执行。“安全手段”主要包括安全管理的设施设备及软件技术，如设备与机房安全、操作系统安全、数据库安全、网络安全、信息备份与恢复、病毒的检测与消除、访问控制、加密、认证、电磁兼容、保险柜等措施。“安全环境”指信息管理所涉及的设备设施安全保护，如铁门、铁窗、防火、防盗、防潮湿、洁净度、静电及电磁干扰、监控、采光照明、噪声等的防护。“安全管理措施”指从安全管理的角度所采取的措施，如双人双锁、检查、巡视、考核、登记与记录、安全因素分析等。

2．与条款【5.4.3.1】【5.4.3.2】统筹安排。

五、条款【2.4.4.1】

对辖区妇幼健康信息进行质量控制和分析利用，为卫生计生行政部门决策及妇幼健康服务的开展提供数据支持。(★)

【C】

1. 定期开展信息质量控制，分析辖区妇幼健康状况及其影响因素，提出改进工作的建议。

2. 定期分析辖区妇幼健康服务状况，进行需求分析。

3. 定期分析辖区妇幼健康服务管理状况，对辖区妇幼健康服务进行全面、动态监管。

【B】符合“C”，并

对辖区妇幼健康状况、服务状况、管理状况进行半年总结及年度报告，为卫生计生行政部门决策提供数据支持。

【A】符合“B”，并

用近2年的证据表明，信息被卫生计生行政部门或政府采用。

【释义】

1．“提供数据支持”除表现在半年总结、年度报告及被有关部门采用外，还要结合本细则的有关条款进行佐证，如条款【1.1.4.1】有关“每年根据辖区妇女、儿童发病特点”的描述，条款【2.3.1.1】有关“掌握网络运行状况”的描述，条款【2.5.2.1】有关“针对工作形式和重点”的描述，均为“提供数据支持”的表现。

2．本细则对辖区妇幼健康数据的分析利用提出了更高的要求。要完成信息的深度挖掘与有效利用，信息管理科运用统计学和流行病学方法与“四大业务部”专业人员或具有“四大业务部”专业背景的人员共同协作，结合本专业要求、管理运行情况、政策规范、目标任务等对数据进行挖掘分析，例如孕产保健部专业医师参与孕产妇健康相关信息的分析，儿童保健部专业医师参与儿童健康相关信息的分析，改变妇幼健康信息只有信息管理科分析的现状。

第五节　妇幼健康教育与健康促进

本节由7个条款组成，其中核心条款1条，释义条款5条。主要在健康教育科的设置、健康教育材料开发、健康教育活动开展、健康教育门诊及健康教育评价等方面提出了要求，同时强调健康教育的任务既包含院内健康教育，也包括辖区健康教育。妇幼保健院健康教育工作的重点任务之一是建立辖区妇幼健康教育工作网络和协作机制，体现妇幼保健院既管院内也管辖区的特点。

一、条款【2.5.1.1】

有健康教育科，负责妇幼健康教育与健康促进工作，职责明确，制订健康教育年度工作计划并完成。

【C】

1. 有独立的健康教育科，有专人负责，按卫生计生行政部门要求落实岗位人员。科室工作制度完善，人员岗位职责明确，并落实。

2. 制订院内、院外健康教育工作年度计划，并实施。

【B】符合“C”，并

1. 健康教育科主任具有相关专业高级职称，有5年以上健康教育工作经验。

2. 院主管领导在健康教育工作中起领导作用。

【A】符合“B”，并

定期研究健康教育工作质量，持续改进有成效。

【释义】

本细则要求健康教育工作的范围分为两个方面，即院内的健康教育及辖区的健康教育。院内健康教育要针对前来接受服务的对象所关心的问题，辖区健康教育要针对辖区的健康问题。健康教育科功能定位是业务科室，有具体业务工作内容，也具有一定的管理职能。业务科室职能体现在开展健康教育活动、开设健康教育门诊、制发健康教育材料等，管理职能体现在要统筹管理院内各专业科室的健康教育工作和辖区健康教育管理。具体职能任务参照《各级妇幼健康服务机构业务部门设置指南》。

二、条款【2.5.2.1】

制作并发放妇幼健康教育材料。

【C】

1. 制作妇幼健康教育材料，包括宣传画、宣传折页、影视光盘、日常用品标示标记等。

2. 健康教育材料具有普及性、科学性，针对性强，易读易懂，便于群众接受。健康教育材料内容覆盖孕产保健、儿童保健、妇女保健及计划生育技术服务。

【B】符合“C”，并

针对工作形势和重点，制作有针对性的专题健康教育材料。

【A】符合“B”，并

发放健康教育材料，覆盖辖区相关妇幼健康服务机构。

【释义】

“针对性强”指制发健康教育材料要有的放矢，根据辖区妇女儿童的主要健康问题、院内咨询热线的前三位或前五位问题等制发健康教育材料。这是对妇幼保健院健康教育资料制发的新要求，促使健康教育工作以问题为导向，切实解决服务对象的健康知识需求问题，树立健康行为，也便于对健康教育工作目标进行效果评价。

三、条款【2.5.3.2】

开设孕妇学校（育儿学校），将促进自然分娩、母乳喂养等列入其常规教学内容。（★）

【C】

1. 有孕妇学校，且面积≥ $50m^2$，配备有专用教学设备、宣传资料。

2. 及时调整孕妇学校课程，教学内容至少包括：

（1）孕期营养和体重管理、心理问题识别与防控；

（2）自然分娩与剖宫产的正确选择；

（3）母乳喂养及乳房护理；

（4）孕产期高危征与高危儿的自我识别（胎心、胎动等）；

（5）育儿知识。

3. 有师资及相关的宣教教材。

4. 本院产前检查的孕妇中促进自然分娩的知晓率 60% 以上。

5. 孕妇学校开课每月不少于 4 期。

【B】符合“C”，并

本院产前检查的孕妇中促进自然分娩的知晓率 80% 以上。

【A】符合“B”，并

1. 本院产前检查的孕妇中促进自然分娩的知晓率 90% 以上。

2. 利用网络、微信等媒介为孕妇提供孕产期知识宣教。

3. 职能管理部门定期对孕妇学校教学质量管理进行评价，持续改进教学质量。

【释义】

促进自然分娩知识知晓率为调查数据，本院职能部门可以根据讲课内容，自定调查表进行不定期抽查。教学质量评价应涵盖职能部门评价、同行评价及学员评价三个层次，内容应包括教学内容、教学方法、教学态度、学员满意度等。

四、条款【2.5.4.1】

建立辖区内以妇幼健康服务网络为依托的妇幼健康教育工作网及协作机制，为辖区培养妇幼健康教育人员。

【C】

1. 建立辖区内以妇幼健康服务网络为依托的妇幼健康教育工作网，并与辖区内相关部门协作与交流，策划并组织开展辖区内健康教育与健康促进活动。

2. 采取培训、接受人员进修、基层指导等形式为辖区医疗保健机构培养健康教育人员。

【B】符合“C”，并

1. 每年有不少于2次的辖区内健康教育和健康促进活动。

2. 定期对辖区妇幼健康教育工作进行指导、评价，提出改进意见。

【A】符合“B”，并

有证据表明近2年健康教育网络运行质量不断提高。

【释义】

“妇幼健康教育工作网”建立并运转的表现形式为有组织构架、人员构成、组织职责、工作制度、工作计划，并按制度、计划定期开展活动，有记录。

五、条款【2.5.5.1】

建立妇幼健康教育评价机制，对健康教育效果进行评估并持续改进。

【C】

1. 有妇幼健康教育效果评价体系，对健康教育效果进行定期评估。

2. 评价指标应包括妇幼健康知识知晓率、健康行为形成率、健康教育活动参与率等。

【B】符合“C”，并

妇幼健康知识知晓率、健康行为形成率、健康教育活动参与率较上一年度提高。

【A】符合“B”，并

对健康教育效果进行分析，提出改进健康教育工作的措施，持续改进有成效。

【释义】

“妇幼健康教育评价体系”是指要按照保健院质量管理的原理，构建保健院 - 健康教育科 -“四大业务部”- 专业科室的健康教育质量管理体系，从结构质量、过程质量、结果质量三个方面进行评价，参见本章节的相关条款。

第六节 妇幼公共卫生服务项目管理

本节由3个条款组成，释义条款1条。要求妇幼保健院发挥自身业务管理的职能，协助卫生行政部门制定妇幼公共卫生服务项目的实施方案，对项目进行培训、督导及评估，同时对妇幼公共卫生服务项目取得的经验进行总结，并在辖区内推广应用项目成果。

一、条款【2.6.3.1】

对妇幼公共卫生服务项目取得的成果在辖区推广应用，不断扩展覆盖面。

【C】

1. 对妇幼公共卫生项目取得的成果在辖区推广应用，制定推广计划，并落实。
2. 推广工作有具体负责科室及负责人，任务目标明确，并落实。

【B】符合“C”，并

在区域内项目推广成效明显，并建立长效工作机制推广项目的内容和方法等。

【A】符合“B”，并

定期对推广效果进行评估，提出改进措施并落实。

【释义】

许多公共卫生服务项目在一个辖区内受自然条件、人员、经费的限制，没有全面开展或覆盖所有人口。项目实施过程中，各地结合当地实际做了许多开创性工作，取得了很好的经验，包括项目工作的内容、方法等。本细则要求妇幼保健院将项目取得的经验在项目实施地区以外进行推广，并对推广效果进行评价，使推广的质量得到持续改进，这实际是对妇幼卫生服务项目的执行提出了更高的要求。

第七节 群体筛查服务质量管理

本节由3个条款组成，释义条款2条。在群体筛查网络的构建及运行机制、筛查的主要内容、筛查的质量管理等方面提出了要求。通过等级评审工作，鼓励妇幼保健院不断增加群体筛查的内容，扩大群体筛查的覆盖面，做好妇女儿童常见疾病及主要健康问题的“三级预防”工作，强化群体筛查的质量管控。

一、条款【2.7.2.1】

对从事筛查工作的人员进行技术培训，对筛查工作进行管理。

【C】

1. 对群体筛查服务人员队伍进行筛查技术培训，培训有计划、有目标、有重点、有评估，不断提高群体筛查人员技术水平。

2. 从事筛查的技术人员持证上岗率达到100%。

3. 建立辖区群体筛查阳性病例转诊机制、复诊及确诊流程，并落实。

4. 对群体筛查确诊病例进行跟踪管理，建立群体筛查确诊病例管理制度，并落实。

【B】符合“C”，并

1. 阳性及确诊病例管理数量、管理质量连续3年逐年提高。

2. 本机构确诊病例管理率≥90%。

3. 掌握本辖区近5年有关筛查数据。

【A】符合“B”，并

1. 确诊病例管理率≥95%。

2. 定期收集群体筛查工作数据，对数据进行分析，对筛查工作提出改进意见，并向同级卫生计生行政部门报告。

【释义】

1．关于“持证上岗率”，依据《中华人民共和国母婴保健法》第三十三条“从事本法规定的遗传病诊断、产前诊断的人员，必须经过省、自治区、直辖市人民政府卫生行政部门的考核，并取得相应的合格证书”，原卫生部《新生儿疾病筛查技术规范（2010版）》要求新生儿疾病筛查实验室人员“接受过省级以上卫生行政部门组织的新生儿遗传代谢病筛查相关知识和技能培训并取得技术合格证”，新生儿听力筛查人员“接受过省级以上卫生行政部门组织的新生儿听力筛查相关知识和技能培训并取得技术合格证书”。

2．“阳性及确诊病例”指辖区筛查网络管理的阳性及确诊病例。强化阳性及确诊病例管理是筛查的主要目的，只筛不治、只筛不管是筛查工作的重要缺陷。

3．“阳性及确诊病例管理数量、管理质量”既包括本院筛查出的阳性病例和确诊病例管理，也包括辖区筛查出的阳性病例和确诊病例管理，可以分开统计。后者可以用来衡量辖区的网络运行质量及服务质量。本条款中“确诊病例管理率”仅针对本机构筛查出来的确诊病例。

二、条款【2.7.3.1】

对群体筛查工作质量进行控制，持续改进筛查质量。

【C】

1. 按国家及省有关技术规范对群体筛查进行质量控制。

2. 新生儿苯丙酮尿症（PKU）和先天性甲状腺功能减低症（CH）筛查质量控制涵盖采血单位、实验室及诊治各环节，新生儿听力筛查质量控制涵盖初筛、复筛、诊治各单位，产前筛查质量控制涵盖各筛查单位、各筛查方法及环节。

3. 本单位群体筛查实验室项目室间质评当年合格。

【B】符合“C”，并

1. 本单位群体筛查实验室室间质评连续3年合格。

2. 掌握辖区各筛查实验室国家级、省级室间质评情况。

【A】符合“B”，并

对群体筛查质量控制情况进行半年及年度分析，提出改进意见，持续改进有成效。

【释义】

群体筛查质量控制的内容与方法是根据筛查病种确定的，国家及省级卫生行政部门有技术规范要求的按技术规范执行，没有技术规范要求的由本院自己做出规定。省级、市级妇幼保健院在某种疾病群体筛查服务网络中，依据其职责任务不同，质量控制的内容、环节、频次与覆盖面又各不相同。新生儿疾病筛查质量控制按《新生儿疾病筛查技术规范（2010版）》要求进行。

第八节　母子健康手册制定、使用与管理

本节由3个条款组成，分别在手册的制发、管理、质量控制、使用等环节提出了要求。由于全国的母子健康手册使用正在试点中，评审时结合当地卫生健康主管部门的要求进行验收，此处不做释义。

第九节　托幼机构卫生保健管理

本节由2个条款组成。其内容依据原国家卫生部、教育部《托儿所幼儿园卫生保健管理办法》及原国家卫生部《托儿所幼儿园卫生保健工作规范》书写，内容明确，要求具体，此处不做释义。

参考文献

[1] 张宗久 . 中国医院评审务实 [M]. 北京：人民军医出版社，2013.

[2] 国家卫生计生委 . 国家卫生计生委关于妇幼健康服务机构标准化建设与规范化管理的指导意见 [Z].2015.

[3] 国家卫生计生委办公厅 . 各级妇幼健康服务机构业务部门设置指南 [Z].2015.

[4] 卫生部 . 妇幼保健机构管理办法 [Z].2006.

[5] 卫生部，公安部 . 关于统一规范《出生医学证明》的通知 [Z].1995.

[6] 卫生部 . 关于印发《出生医学证明》管理补充规定的通知 [Z].2001.
[7] 国家卫生计生委，公安部 . 国家卫生计生委、公安部关于启用和规范管理新版《出生医学证明》的通知 [Z].2013.
[8] 国家卫生计生委办公厅 . 孕产妇妊娠风险评估与管理工作规范 [Z].2017.
[9] 国家卫生计生委办公厅 . 国家卫生计生委办公厅关于印发危重孕产妇和新生儿救治中心建设与管理指南的通知 [Z].2017.
[10] 国家卫生计生委 . 人口健康信息管理办法（试行）[Z].2014.
[11] 国家卫生计生委妇幼司 . 妇幼保健专科建设和管理指南 [Z].2016.
[12] 卫生部 . 产前诊断技术管理办法 [Z].2002.
[13] 卫生部 . 新生儿疾病筛查技术规范（2010 版）[Z].2010.
[14] 卫生部 . 新生儿疾病筛查管理办法 [Z].2009.
[15] 卫生部 . 卫生部关于印发《产前诊断技术管理办法》相关配套文件的通知 [Z].2012.

第三章　妇幼保健服务质量安全管理与持续改进

本章共 29 节 142 条标准 372 款细则，核心条款 24 条，释义条款 159 条（含二级保健院评审细则中“婚前保健管理”一节 4 条，见本章附录）。以“四大业务部”（孕产保健部、妇女保健部、儿童保健部、计划生育技术服务部）为主线，以医疗保健质量与安全为核心，全面构建妇幼保健院医疗保健质量与安全管理框架，明确了妇幼保健院内部管理职责，加强医疗保健技术管理，规范住院诊疗，落实患者十大安全目标，对关键环节、重点部门、重点时段提出明确管理要求，落实妇幼保健管理的相关法律法规及各种指南与规范，加强医技科室质量管理，确保医疗保健质量与安全。

第一节　质量管理组织

本节由 4 个条款组成，释义条款 4 条。主要是要求建立全院的质量管理组织，体现质量管理三个层级（决策层、控制层、执行层），明确三个不同管理层次的功能任务。院长和各委员会作为决策层，制定、发布和修订各类规范性文件；控制层由各职能部门构成，督促、检查、落实、评估规范性文件的执行情况以及对发现的问题进行跟踪；执行层指各科室质量与安全管理小组，要知晓和执行规范性文件，并对存在的问题进行整改。同时，建立院科两级管理质量架构，院长是保健院质量管理的第一责任人，科主任是科室质量管理的第一责任人。

一、条款【3.1.1.1】

院长是本院质量管理第一责任人。

【C】

1. 院长负责确定本院质量管理团队（主要包括院质量与安全管理委员会、各相关委员会、质量管理部门、各职能部门、科室质量与安全管理小组等）的职责，实行质量改进与患者安全管理问责制，有确保有效的沟通机制。

2. 院长负责确定与实施全院质量管理和持续改进总体方案，以及监控指标。（见 3.2.1）

3. 有全院质量管理组织架构图，能清楚反映全院质量管理组织结构，体现院长是第一责任人。

【B】符合“C”，并

院长负责确定监测流程、质量改进和患者安全活动的年度重点工作，并传递到全体职工。

【A】符合“B”，并

院长负责确定各职能部门对质量改进与患者安全监控管理的责任重点，并提供技术及其他支持。

【释义】

1．C1 中“院长负责确定”是指该项工作由院长审核批准。二级以上的妇幼保健院实施党委领导下的院长负责制，院长是本院医疗保健质量管理的第一责任人。

2．C1 中“质量管理部门”指专职进行质量管理工作的责任部门。依据《医疗质量管理办法》第十条“医疗机构应当成立医疗质量管理专门部门，负责本机构的医疗质量管理工作”，该部门对职能部门如医务科、护理部等是否督促落实质量管理制度进行监督。

3．C1 中“职责”一般包括部门职责、岗位职责，职责文件用于明确保健院各科室及工作岗位的组织关系、权限、工作范围、能力要求等。部门职责说明书一般包括：目的、适用范围、部门组织架构图、职责说明和主要工作范围等。岗位说明书一般包括：岗位名称、所在科室、工作的主要职责、工作内容和任职资格等。

4．C3 中“质量管理组织架构”包括行政管理与委员会管理，两者相结合，要体现决策、控制、执行三个管理层次，要体现院科两级管理，其中院领导与委员会属于决策层。

5．B 中“年度工作重点”在保健院的年度工作计划中体现。院领导最基本的责任是确定改进重点。保健院都有很多质量改进机会，如果对所有的活动加以监控和改进，将会超出人力和其他资源所能承受的范围。因此，保健院领导应提供保健院质量监控和改进活动的重点，选择严重、高风险、易发生问题和最直接与服务质量和环境安全相联系的基本流程作为改进的重点。保健院领导决定改进重点时应考虑患者安全目标。保健院领导利用所获得的数据和信息确定质量改进和患者安全的优先次序。

6．B 中“传递到全体职工”是指通过一定的渠道或方式，让员工知晓质量改进和患者安全活动的年度工作重点，可以是会议传达、公告通知、邮件、OA（办公系统）等。

7．A：通过监控保健、医疗和管理功能活动，保健院能积累很多的资料和信息。通过对不同时期资料的纵向分析和与其他医疗机构的横向比较，可了解保健院的运行情况。保健院领导应了解在监控和改进重点方面所需提供的支持，他们提供的支持与保健院的资源和质量改进保持一致。

二、条款【3.1.1.2】

院质量与安全管理委员会及各质量相关委员会人员构成合理，职责明确。

【C】

1．院长任院质量与安全管理委员会主任，统一领导和协调各相关委员会（根据需要设置，包括但不限于：医疗保健质量与安全管理委员会、护理质量管理委员会、伦理委员会、药事管理与药物治疗学委员会、医院感染管理委员会、病案管理委员会、输血管理委员会等）工作，确保有效的沟通。

2. 经批准开展人类辅助生殖技术的妇幼保健院，应设立独立的人类辅助生殖技术临床应用与伦理委员会。

3. 委员会至少每半年召开一次工作会议，有记录。

【B】符合“C”，并

各委员会人员构成合理，每季度召开一次会议，由相关职能部门负责日常工作，履行职责活动有记录。

【释义】

1. 院质量与安全管理委员会与各相关委员会的关系：领导与被领导关系。院质量与安全管理委员会是各专业委员会的上级委员会，统一领导和协调各专业委员会的工作，各专业委员会定期向院质量与安全管理委员会汇报工作。院质量与安全管理委员会的主任委员为院长，委员来自各专业委员会的主任委员、副主任委员、常设办公室的负责人及主要临床医技科室负责人。

2. 委员会要明确构成人员、职责、工作程序等。委员会的活动一般包含议题收集、议题讨论、决议形成、任务分派、监督等，遵循 PDCA 管理模式。

3. “输血管理委员会”更名为“临床用血管理委员会”。

4. 医疗保健质量与安全管理委员会对应《医疗质量管理办法》中的医疗质量管理委员会，其中的保健指个体保健部分。其人员设置依据《医疗质量管理办法》第十条的规定：主任由保健院主要负责人担任，委员由医疗管理、保健管理、质量控制、护理、医院感染管理、医学工程、信息、后勤等相关职能部门负责人以及相关临床、药学、医技等科室负责人组成，再加上个体保健科室负责人。

5. 医疗保健质量与安全管理委员会的主要职责是（参见《医疗质量管理办法》第十一条）：①按照国家医疗质量管理和医疗安全管理的有关要求，制订本机构医疗质量与安全管理制度并组织实施；②组织开展本机构医疗质量与安全的监测、预警、分析、考核、评估以及反馈工作，定期发布本机构质量与安全管理信息；③制订本机构医疗质量与安全持续改进计划、实施方案并组织实施；④制订本机构临床新技术引进和医疗保健技术临床应用管理相关工作制度并组织实施；⑤建立本机构医务人员医疗质量与安全管理相关法律、法规、规章制度、技术规范的培训制度，制订培训计划并监督实施；⑥落实省级以上卫生健康主管部门规定的其他内容。

6. 院长（院领导班子）与委员会的关系：院长作为全院质量与安全管理第一责任人，统一领导和协调各专业委员会的工作；各专业委员会定期研究医疗保健质量管理等相关问题，记录质量管理活动过程，为院长（院领导班子）决策提供支持。院长（院领导班子）的权力高于各专业委员会，委员会是民主决策的方式，不能取代院长（院领导班子）的最终决策。

三、条款【3.1.2.1】

医疗、保健、护理等管理职能部门组织实施全面医疗保健质量管理与医疗保健安全管理工作，并落实持续改进方案，承担指导、检查、考核和评价医疗保健质量管理工作，严格记录，定期分析，及时反馈，落实整改，并建立多部门质量管理协调机制。

【C】

1. 医疗、保健、护理等管理职能部门根据本院总体目标，制定并实施相应的质量与安全管理工作计划与考核方案。

2. 承担履行指导、检查、考核和评价医疗保健质量管理职能，工作有记录。

3. 定期分析医疗保健质量评价工作的结果。

【B】符合“C”，并

1. 相关职能部门对重点部门、关键环节、重点时段的质量安全管理工作进行季度检查与年度评价，有记录（见 3.2.1）。

2. 有多部门质量管理协调机制。

【A】符合“B”，并

相关职能部门对收集的质量与安全信息、风险数据、重大质量缺陷等数据资料，运用质量管理工具展示管理成效的变化趋势，有季度通报、半年小结、年度总结报告，并对公开的数据质量和结果的可靠性承担责任。

【释义】

1. C1 中“相应的质量与安全管理工作计划与考核方案”指本职能部门所负责工作的计划与考核，对象为一线执行科室。

2. C2 体现了职能部门的监管职责，此条评价结果与本标准后面条款中的 B、A 相关联，后面条款中凡是 B 或 A 中明确提到“职能部门履行监管职责”的均必须进行监管。各职能部门监控内容为职责范围内的工作，按照监管对象的不同，可将监管工作分为不同监控频率。

3. C3 要求职能部门对实施 C2 所得到的各种数据进行分析、评价。“定期”一般不少于一个季度一次。

4. B2 中“多部门质量管理协调机制”指职能部门间在质量与安全管理方面进行沟通协调的方式，可以是制度规定或流程。

5. A 中“风险数据”指在实施风险管理过程及其结果中所需要监测的数据，如导尿管感染风险中监测的插导管后 24 小时尿细菌培养结果。

6. A 中“质量管理工具”指为实现医疗质量管理目标和持续改进所采用的措施、方法和手段。《医疗质量管理办法》提到的工具有：全面质量管理（TQC）、质量环（PDCA 循环）、品管圈（QCC）、疾病诊断相关组（DRGs）绩效评价、单病种管理、临床路径管理等。本标准中的质量管理工具不限于上述列举。

四、条款【3.1.3.1】

科主任是科室质量与安全管理第一责任人，负责组织落实质量与安全管理及持续改进相关任务。

【C】

1. 科主任为第一责任人，由科主任、护士长与质量控制人员组成的科室质量与安全管理小组有年度工作计划及监测重点。

2. 对科室质量与安全进行定期检查，并召开会议，提出改进措施。

【B】符合“C”，并

1. 各业务科室主任负责关键质量指标，如重返与安全类、特定（单）病种质控指标等。至少包括但不限于：

（1）医疗保健科室应将住院时间超过 30 天与出院后 0 ～ 30 天内再入院的患者作为大查房重点，有评价分析记录；

（2）手术科室应将“非计划再次手术”作为手术质量管理“危急值”，实施监测、原因分析、反馈、整改和控制活动；

（3）患者安全目标（见第三章第五节）监控指标；

（4）特定（单）病种质量监控指标。

2. 各医技科室主任对“检查结果报告”可信度负责，按照规范 / 指南实施室内质控与参加室间质控。

【A】符合“B”，并

各科质控小组收集本科室质量与安全数据，运用质量管理工具展示管理成效的变化趋势，有季度通报、半年小结、年度总结报告，并对公开的数据质量和结果的可靠性承担责任。

【释义】

1．C1：科主任为科室质量与安全管理小组的组长。质量管理小组的主要职责参见《医疗质量管理办法》第十二条：①贯彻执行医疗保健质量与安全管理相关的法律、法规、规章、规范性文件和本科室医疗质量管理制度；②制订本科室年度质量与安全控制实施方案，组织开展科室医疗保健质量与安全管理和控制工作；③制订本科室医疗保健质量与安全持续改进计划和具体落实措施；④定期对科室医疗保健质量与安全进行分析和评估，对质量与安全薄弱环节提出整改措施并组织实施；⑤对本科室医务人员进行医疗保健质量与安全管理相关法律、法规、规章制度、技术规范、标准、诊疗常规及指南的培训和宣传教育；⑥按照有关要求报送本科室医疗保健质量与安全管理相关信息。

2．C2：科室质量会议是指针对全科人员的质量会议，一般每月召开一次，主要对科室存在的质量问题进行讨论并提出改进措施，会后整理好会议签到表、会议文档等资料存档。会议模式遵循 PDCA。

3．本节相当于是质量管理组织的总论部分。本节中 C2 提出的要求与本章其他节中部分 B 条款如“科室定期开展质量检查”“科室定期自我检查”等要求相关联，后面条款中要求的工作做到位了，才能视为满足本节中 C2 的要求。

第二节　质量管理与持续改进

本节由 8 个条款组成，释义条款 5 条。本节从五个方面进行了阐述：一是建立医疗保健质量管理和持续改进总体方案，要求涵盖结构质量、过程质量、结果质量，对医疗保健质量的关键环节、重点部门、重点时段有管理标准与监控措施。二是建立完善的覆盖医疗保健全过程的质量管理规章制度等文件体系。三是对诊疗技术、保健技术、人员资质进行授权管理。四是建立医疗保健风险体系，确保就诊者安全。五是建立医疗保健质量控制、安全管理信息数据库，采用科学的管理方式，一切以数据说话，为质量持续改进提供数据支撑。

一、条款【3.2.1.1】

有全院医疗保健质量管理和持续改进总体方案，涵盖结构质量、过程质量和结果质量的关键监控指标及其考核办法。

【C】

1. 院长负责确定全院医疗质量管理和持续改进总体方案，除有宗旨、目标、方针外，监控项目至少应包括但不限于：

（1）合理使用抗菌药物和其他药品；

（2）合理使用血液和血制品；

（3）围手术期管理与手术分级管理；

（4）各类手术与介入操作及并发症；

（5）麻醉与镇痛管理；

（6）医院感染管理；

（7）住院病历管理；

（8）急诊与 ICU[1] 管理；

（9）高危孕产妇管理；

（10）高危儿管理；

（11）医疗保健护理缺陷与不良事件管理；

（12）服务对象、员工满意度管理。

[1]ICU 即重症监护病房（室）。

2. 确定全院实施患者安全监控的频率、范围和方法。

【B】符合“C”，并

对方案执行、制度落实、考核结果等内容有分析、总结、反馈及改进措施。

【A】符合“B”，并

确定全院各医疗保健科室的临床路径及特定（单）病种质量监控指标的频率、范围和方法，并实施监测。

【释义】

1．本条款明确了医疗保健质量管理和持续改进总体方案包含的内容，主要是说明监控对象的管理标准（要达到什么要求）、怎样去监控、设置监测指标（质量指标、监控频率、达标要求）。总体方案至少应当包含以下内容：宗旨、质量方针、质量目标、质量管理组织架构以及职能部门在质量管理工作中的职责、监测项目、监测指标、指标要求、监测措施、实施步骤等。

2．结构质量：由符合质量要求、满足医疗保健工作需求的各要素构成，是医疗保健服务的基础质量，如科室的规划设置、人员配备、设备设施等。

3．过程质量：是指医疗保健全过程中的各个环节质量，亦称环节质量。加强环节质量管理，实际是将管理的关口前移，在环节过程中消除各种不良因素，保证最终获得良好结果，如门急诊流程和住院流程的有效顺畅运转、运行病历质量、检验检查结果的及时性等。

4．结果质量：又称终末质量，是医疗保健质量管理的最终结果。以数据为依据，综合评价医疗保健终末效果的优劣，发现并解决问题，常用指标有死亡率、重返类指标等。

二、条款【3.2.2.1】

根据法律法规、规章规范以及相关标准，结合本院实际，制定完善的覆盖医疗保健全过程的质量管理规章制度，并及时更新，切实保证服务质量。

【C】

根据法律法规、规章规范以及相关标准，结合本院实际，制定完善的覆盖医疗保健全过程的质量管理规章制度，并及时更新。

【B】符合“C”，并

统一管理各类质量与安全管理规章、制度、规范、标准/指南等文件的制定、审核、批准、发布、修订、更新、作废等流程。

【A】符合“B”，并

依据质量与安全管理持续改进的进展，及时更新各类相关质量与安全管理规章、制度、规范，并实施更新后的培训与教育（近3年）。

【释义】

1．在制定院内质量管理规章制度时必须要依法依规，不违反行业规范。所有文件要符合本院实际情况，具有可操作性；文件制定后要组织培训，实际工作按文件要求开展。也即，写你所做，做你所写。针对医疗保健活动，《医疗质量管理办法》明确了18项医疗质量安全核心制度：指医疗机构及其医务人员在诊疗活动中应当严格遵守的相关制度，主要包括首诊负责制度、三级查房制度、会诊制度、分级护理制度、值班和交接班制度、疑难病例讨论制度、急危重患者抢救制度、术前讨论制度、死亡病例讨论制度、查对制度、手术安全核查制度、手术分级管理制度、新技术和新项目准入制度、危急值报告制度、病历管理制度、抗菌药物分级管理制度、临床用血审核制度、信息安全管理制度等。

2．“统一管理”是指有一个部门按照文件管理制度对全院的文件进行管理。文件管理制度应当包含文件的制定、审核、批准、发布、修订、更新、作废等过程的要求。

3．“及时更新”指当外部法律法规、部门规章和管理要求发生变化时，或者院内流程和管理要素变化时，要及时对涉及的相关规章制度和规范进行修订。

三、条款【3.2.3.1】

强化“基础理论、基本知识、基本技能”培训与考核，把“严格要求、严密组织、严谨态度”落实到各项工作中。

【C】

1. 有各专业、各岗位“三基”培训及考核制度。

2. 有根据不同层次及专业的卫生技术人员的“三基”培训内容、要求、重点和培训计划。

3. 有与培训相适宜的技能培训设施、设备及经费保障。

4. 有指定部门负责实施。

【B】符合“C”，并

1. 落实培训及考核计划，在岗人员参加“三基”培训覆盖率100%。

2. 有专职人员负责实施。

【A】符合“B”，并

在岗人员参加“三基”考核合格率100%。

【释义】

1．“三基”工作要建立制度、规范，要有满足培训需求的培训场地和培训器材，要确定主管部门。“三基”培训与考核一般一年一次。

2．“三基”考核要分不同层次与专业进行，不同层次与专业人员不能共用同一考核标准。

四、条款【3.2.4.1】

有医疗保健风险管理方案。

【C】

1. 有医疗保健风险管理方案，包括医疗保健风险识别、评估、分析、处理和监控等内容。

2. 针对主要风险制订相应的制度、流程、预案或规范，严格落实，防范不良事件的发生。

3. 发生医疗保健不良事件，相关人员主动报告，无隐瞒和漏报，有记录。

4. 根据情况对员工进行医疗保健风险事件的预警通告。

【B】符合“C”，并

相关职能部门对医疗保健风险的防范制度、流程、预案执行情况有检查、反馈、改进措施。

【A】符合“B”，并

1. 建立跨部门的协调与讨论机制。

2. 有信息化的医疗保健风险监控与预警系统。

【释义】

1.“风险”指不确定性对目标的影响。对医疗保健机构而言，风险是指为就诊者、探视者及工作人员提供有质量的医疗保健服务和安全环境时，能力效果的不确定性。

2.“医疗保健风险”对就诊者而言是指存在于整个医疗保健服务过程中，可能会导致损害或伤残事件的不确定性，以及可能发生的一切不安全事件。

3.“医疗保健风险管理”是指保健院通过对现有和潜在医疗保健风险的识别、评估、分析、监控和处理，有组织、有系统地减少医疗保健风险事件的发生，以及评估风险事件对就诊者和保健院的危害及经济损失，不断提高医疗保健质量，提高医疗保健工作的社会效益和经济效益的管理活动。建议参照《风险管理　原则与实施指南》(GB/T 24353—2009)。

五、条款【3.2.5.1】

建立医疗保健质量控制、安全管理信息数据库，为制定质量管理持续改进的目标与评价改进的效果提供依据。

【C】

1. 院长负责确定院内医疗保健质量控制、安全管理信息数据库，具体项目范围见第六章。

2. 院长负责确定主要监测数据，包括结构质量、过程质量和结果质量，确定每一项监测数据的范围、方法和频率。

3. 院长指定部门负责收集和分析相关信息，信息数据集中归口管理，方便管理人员调阅使用。

4. 院长指定专人负责数据分析，包括与自身、外部、标准进行比较。

【B】符合“C”，并

1. 对监测数据、安全（不良）事件、差错、事故等信息开展根本原因分析，并利用分析结果评价改进效果。

2. 将内部监测数据验证纳入科室/部门负责人岗位职责中，对数据质量承担责任。

3. 院长对向外公布的数据质量和结果的可靠性承担责任。

【A】符合“B”，并

对评审前3年开展医疗保健质量控制、安全管理信息数据分析情况，运用质量管理工具展示成效，有季度通报、半年小结、年度总结报告。

【释义】

1.“医疗保健质量控制、安全管理信息数据库”是指基于保健院信息系统建立的数据库，具体的数据项目至少包含评审标准第六章的内容。监测项目的数据要能从信息系统中提取，要对数据库的数据进行标准化，明确数据定义、来源、采集范围。

2.“指定部门负责收集和分析相关信息”不一定是由一个部门负责收集和分析所有数据，可由多个部门分别负责收集和分析自己相关的数据。

3.“信息数据集中归口管理”是指保健院诊疗保健服务过程中产生的各项数据（包括信息系统和人工记录的数据）归口一个部门管理，这个部门一般为信息科，按各职能部门的要求建立数据库，对数据的收集进行维护，并将数据按一定要求呈现。

4.“指定专人负责数据分析”并不强制要求全院只有一个人对数据进行分析，而是可分散到相关职能部门，每个部门有指定人员负责分析，分析后的数据可再归于一个部门统一发布。

5. B3中“院长对……承担责任”是指对外公布的数据须经院长审批签字，院长对数据的可靠性承担审核责任。

第三节　医疗保健技术管理

本节由8个条款组成，释义条款3条。为了落实《中华人民共和国母婴保健法》及其实施办法，以及《医疗技术临床应用管理办法》中对医疗、保健技术的管理要求，根据新的要求，医疗技术分为三类：禁止类技术、限制类技术和其他技术。本节从医疗保健技术提供、伦理审核、分级分类管理、母婴保健技术管理、医疗技术使用过程中风险预警处置、新技术管理、科研项目中技术应用和高风险技术操作等八个方面对医疗保健技术的使用作出了详细规定，从而确保医疗保健技术使用的适宜性、有效性、经济性和安全性。妇幼保健机构对应用的医疗保健技术负有主体责任，要指定职能部门对应用的医疗保健技术进行严格管理；使用医疗保健技术的医务人员要有资质和授权。

一、条款【3.3.2.1】

建立医疗技术管理制度，实行医疗技术分级分类管理，不应用未经批准或已经废止和淘汰的技术。（★）

【C】

1. 按照《中华人民共和国母婴保健法》及其实施办法、《医疗机构管理条例》实行医疗技术分级分类管理，对二、三类技术和高风险技术，有管理制度及相关技术规范。

2. 一类技术由本院审核批准，二、三类技术按规定向卫生计生行政部门备案。

3. 不应用未经批准或已经废止和淘汰的技术。

【B】符合“C”，并

1. 有本院技术分类目录，包括高风险诊疗技术目录。

2. 有技术临床应用追踪管理，重点是高风险技术项目。

3. 有完整的医疗保健技术管理档案资料。

【A】符合“B”，并

相关职能部门有监管，根据监管结果的评价，对医疗保健技术分级、准入、中止有动态管理，保障医疗安全（用近3年案例）。

【释义】

1．“医疗技术”是指医疗机构及其医务人员以诊断和治疗疾病为目的，对疾病作出判断和消除疾病、缓解病情、减轻痛苦、改善功能、延长生命、帮助患者恢复健康而采取的医学专业手段和措施。

2．医疗技术分类及管理要符合以下三个文件要求：《医疗技术临床应用管理办法》《国家卫生计生委关于取消第三类医疗技术临床应用准入审批有关工作的通知》《国家卫生计生委办公厅关于印发造血干细胞移植技术管理规范（2017年版）等15个“限制临床应用”医疗技术管理规范和质量控制指标的通知》。

3．医疗技术分类：新的《医疗技术临床应用管理办法》取消了原医疗技术的三级分类，对医疗技术进行负面清单管理。①具有下列情形之一的医疗技术，禁止应用于临床（简称禁止类技术）：A．临床应用安全性、有效性不确切；B．存在重大伦理问题；C．该技术已经被临床淘汰；D．未经临床研究论证的医疗新技术。②禁止类技术目录以外并具有下列情形之一的，作为需要重点加强管理的医疗技术（以下简称限制类技术），由省级以上卫生行政部门严格管理：A．技术难度大、风险高，对医疗机构的服务能力、人员水平有较高专业要求，需要设置限定条件的；B．需要消耗稀缺资源的；C．涉及重大伦理风险的；D．存在不合理临床应用，需要重点管理的。③未纳入禁止类技术和限制类技术目录的医疗技术，医疗机构可以根据自身功能、任务、技术能力等自行决定开展临床应用，并应当对开展的医疗技术临床应用实施严格管理。

4．本条款C1和C2中对二、三类技术的分类取消，按照2018版《医疗技术临床应用管理办法》中禁止类技术和限制类技术的要求进行管理。

5．“高风险诊疗技术”一般理解为医疗风险较高的诊疗技术，包括手术、介入、麻醉、腔镜诊疗等技术。

6．“医疗技术的管理”：二级以上妇幼保健院医疗质量管理委员会应当下设医疗技术临床应用管理的专门组织，由医务、质量管理、药学、护理、院感、设备等部门负责人和具有高级技术职务任职资格的临床、管理、伦理等相关专业人员组成。该专门组织的负责人由医疗机构主要负责人担任，由医务部门负责日常管理工作。

7．建立医疗技术管理制度的要求：医疗机构对本机构医疗技术临床应用和管理承担主体责任，医疗机构主要负责人是本机构医疗技术临床应用管理的第一责任人。医疗机构应当根据其自身条件和技术能力开展相应的医疗技术临床应用，建立本机构医疗技术临床应用管理制度，包括但不限于医疗技术目录管理制度、手术分级管理制度、医师授权制度、质量控制制度、动态评估制度、档案管理制度等。医疗机构在医疗技术临床应用过程中，应当及时、准确、完整地报送相关技术开展情况数据信息。当开展相关技术临床应用的条件发生变化，不能满足临床应用管理规范要求或影响临床应用效果，或者出现重大医疗质量、医疗安全或伦理问题，或者发生与技术相关的严重不良后果等情形时，应当按规定向有关部门报告。

二、条款【3.3.3.2】

有新技术准入与风险管理。

【C】

1. 有新技术、新项目准入管理制度，包括立项、论证、审批等管理程序。

2. 申请诊疗新技术准入，应有保障患者安全的措施和风险处置预案。

【B】符合“C”，并

1. 对新技术、新项目的安全、质量、疗效、经济性进行全程追踪管理与随访评价。

2. 相关职能部门有完整的新技术档案资料，包括项目阶段总结与监管资料。

【A】符合“B”，并

相关职能部门有监管，根据监管评价，实施动态管理，确定新技术中止或转入常规技术。

【释义】

1．“新技术、新项目”指在本院尚未开展过的项目和尚未用于临床诊断和治疗的技术。

2．新技术和新项目准入制度应当包含以下基本要求：

（1）拟开展的新技术和新项目应当为安全、有效、经济、适宜、能够进行临床应用的技术和项目。

（2）应当明确本机构医疗技术和诊疗项目临床应用清单并定期更新。

（3）应当建立新技术和新项目审批流程，所有新技术和新项目必须经过本机构相关技术管理委员会和医学伦理委员会审核同意后，方可开展临床应用。

（4）新技术和新项目临床应用前，要充分论证可能存在的安全隐患或技术风险，并制定相应预案。

（5）应当明确开展新技术和新项目临床应用的专业人员范围，并加强新技术和新项目质量控制工作。

（6）应当建立新技术和新项目临床应用动态评估制度，对新技术和新项目实施全程追踪管理和动态评估。

（7）开展临床研究的新技术和新项目按照国家有关规定执行。

三、条款【3.3.5.1】

实行高风险技术操作的卫生技术人员授权制度。（★）

【C】

1. 有实施手术、麻醉与镇痛、介入、腔镜诊疗等高风险技术操作的卫生技术人员实行授权的管理制度与审批程序及具体目录。

2. 对常见高危产科手术有管理与授权制度，管理重点是：

（1）急危重症病人剖宫产术。

（2）会阴Ⅲ度以上裂伤修补术。

（3）子宫翻出复位术。

（4）三胎以上剖宫产手术。

（5）晚期妊娠子宫破裂手术。

（6）复杂性阴道 / 腹腔血肿清创缝合术。

（7）中央性前置胎盘。

（8）凶险性前置胎盘。

（9）剖宫产子宫切除术。

3. 对常见高危计划生育手术有管理与授权制度，管理重点是：

（1）有内科合并症的人工流产术、引产术。

（2）合并子宫畸形的人工流产术。

（3）节育环嵌顿取出术。

（4）人工流产后组织物残留的综合治疗。

（5）有严重并发症的中期妊娠引产术。

（6）节育环异位取出术。

4. 有诊疗技术资格许可 / 授权管理委员会，履行相关职责。

【B】符合“C”，并

1. 相关人员能知晓有复评和取消、降低操作权利的相关规定，有执行记录文件。

2. 相关人员可通过多种形式获得授权信息。

【A】符合“B”，并

相关职能部门履行监管职责，根据监管情况，对授权情况实施动态管理，每3年一次再授权，授权管理资料完整（用近3年案例）。

【释义】

1. 本条款的授权指机构对医师个人的授权，并责令其负责管理性或事务性工作。手术授权是指医疗机构医务管理部门将手术的权限授予具有相应能力的人员，以允许其实施相应级别的手术。手术授权中的能力除了与人员资质相关外，还要有实际能力的评估。

2. 一般来讲，医务科是保健院授权管理部门，负责制定合适的资质授权程序，包含首次授权程序、再次授权程序、特殊授权程序和取消授权程序；负责制定和定期更新医务人员资质权限目录、授予标准、再授权标准及考核标准；审核并授予各级医务人员资质和权限，定期对各级医务人员进行能力评估及再授权；负责各授权相关资料的备案，并执行授权管理的监管职能。

3. 业务科室要建立医务人员资质、授权管理档案，定期对医务人员的业务技能、工作质量、本职工作完成情况进行评价、考核，对医务人员执业能力进行再评价。

第四节 住院诊疗管理

本节由18个条款组成，释义条款10条。主要是对住院诊疗服务进行规范化管理，从由具有法定资质的医务人员进行病情评估、按规范性文件为患者提供诊疗服务、开展临床路径与单病种质量管理、规范会诊、提供个性化的出院医嘱与随访服务和加强科室质量管理等六个方面对所有提供住院诊疗服务的科室提出规范化管理的要求。条款【3.4.2.3】至条款【3.4.2.6】重点要求保健院要制定本院抗菌药物、肠道外营养疗法、激素类药物、血液制剂、肿瘤化学治疗等特殊药物的使用规范或指南，方便医务人员查询，促进临床合理使用；明确以上药物使用权限，规范使用与管理。

一、条款【3.4.1.1】

由具有法定资质的医务人员为患者提供病情评估/诊断。

【C】

1. 有患者病情评估管理制度、操作规程与程序，至少包括：患者病情评估的重点范围、评估人及资质、评估标准与内容、时限要求、记录文件格式等。

2. 实施评估的医务人员具备法定资质。

3. 有对医务人员进行患者病情评估的相关培训。

【B】符合“C”，并

医师、护士对患者病情评估的结果保持沟通，相互印证，为制订医疗、保健、护理诊疗方案/计划提供依据和支持。

【A】符合“B”，并

医务处（科）和护理部对上述工作履行监管职责。

【释义】

1．“法定资质”是指医务人员在开展诊疗活动时具有相应的执业医师证、执业护士证和（或）母婴保健技术证。

2．“患者病情评估”是指通过询问病史、体格检查、临床实验室检查、医技部门辅助检查等途径，对患者的心理、生理、病情严重程度、全身状况支持能力等做出综合评估，用于指导对患者的诊疗护理活动。

3．“患者病情评估管理制度”除了标准细则中提到的内容外，还需要包含评估和再评估时机（如住院时、手术前、手术中、手术后、重要检查和治疗前后、有创操作前后及出院前）的规定。评估可采用表单形式。

二、条款【3.4.2.1】

按照临床诊疗指南、疾病诊疗规范、药物临床应用指南、临床路径，规范诊疗行为。

【C】

1. 医务人员能知晓本岗位应遵循的临床诊疗指南、疾病诊疗规范和药物临床应用指南等。

2. 每个科室至少执行一个临床路径。

【B】符合“C”，并

1. 将指南、规范、临床路径用于指导医师的诊疗活动，规范诊疗行为。

2. 每个病区至少执行一个临床路径。

【A】符合“B”，并

根据医学进展与循证医学原则，结合本院现有医疗保健资源，及时更新临床诊疗工作指南/规范（每年更新≥5%），保证其适用性和有效性，有执行前的培训与教育。

【释义】

1．各科室均应有本科室的临床诊疗指南、疾病诊疗规范和药物临床应用指南，一种疾病的治疗在全院只有一个诊疗规范。

2．“诊疗规范”应当体现本院在本专业的水平，是医生行医的院内法律支持文件，其制定应当由科内经验丰富的医生主持，科内讨论成文并经医院审批生效。

3．遵循诊疗规范是医务人员的执业底线，《中华人民共和国执业医师法》《护士条例》《中华人民共和国侵权责任法》和《中华人民共和国刑法》中均对医务人员不遵守诊疗规范的行为有明确惩处规定。

4．“及时更新”是指当外部出现新的诊疗指南、规范，或本院的诊疗水平与诊疗手段发生变化时，要对诊疗规范进行修订。

三、条款【3.4.2.3】

规范使用与管理抗菌药物。

【C】

临床使用抗菌药物符合《抗菌药物临床应用指导原则》等规范，实行三级管理。

【B】符合“C”，并

定期开展抗菌药物临床应用监测与评估，按细菌耐药的信息调整抗菌药物使用。

【A】符合“B”，并

1. 抗菌药物使用率和使用强度控制在合理范围内，符合相关规定。

2. 信息系统支持抗菌药物管理。

【释义】

1．抗菌药物三级管理：依据《抗菌药物临床应用管理办法》（中华人民共和国卫生部令第 84 号）。①根据安全性、疗效、细菌耐药性、价格等因素，将抗菌药物分为三级：非限制使用级、限制使用级与特殊使用级。②具有高级专业技术职务任职资格的医师，可授予特殊使用级抗菌药物处方权；具有中级以上专业技术职务任职资格的医师，可授予限制使用级抗菌药物处方权；具有初级专业技术职务任职资格的医师，可授予非限制使用级抗菌药物处方权。二级以上医疗机构定期对医师和药师进行抗菌药物临床应用知识和规范化管理的培训。二级以上医疗机构医师经本机构培训并考核合格后，方可获得相应的处方权。其他医疗机构依法享有处方权的医师、乡村医生和从事处方调剂工作的药师，由县级以上地方卫生行政部门组织相关培训、考核，经考核合格的，授予相应的抗菌药物处方权或调剂资格。

2．抗菌药物使用调整：①原则上应根据病原菌种类及病原菌对抗菌药物敏感性，即细菌药物敏感试验（以下简称药敏试验）的结果而定。②对于临床诊断为细菌性感染的患者，在未获知细菌培养及药敏结果前，或无法获取培养标本时，可根据患者的感染部位、基础疾病、发病情况、发病场所、既往抗菌药物用药史及其治疗反应等推测可能的病原体，并结合当地细菌耐药性监测数据，先给予抗菌药物经验治疗。待获知病原学检测及药敏试验结果后，结合前序的治疗反应调整用药方案；对培养结果阴性的患者，应根据经验治疗的效果和患者情况采取进一步诊疗措施。③主要目标细菌耐药率超过 40% 的抗菌药物，应慎重经验用药；主要目标细菌耐药率超过 50% 的抗菌药物，应参照药敏试验结果选用；主要目标细菌耐药率超过 75% 的抗菌药物，应暂停针对此目标细菌的抗菌药物临床应用，并根据追踪细菌耐药监测结果，再决定是否恢复临床应用。

3．本条款与条款【3.27.3.3】关联，实际评审时应结合考虑。

四、条款【3.4.2.4】

规范使用与管理肠道外营养疗法。

【C】

有肠道外营养疗法的规范或指南。

【B】符合“C”，并

对肠道外营养疗法使用处方（医嘱）实施权限管理。

【A】符合“B”，并

1. 按处方（医嘱）由药学部门集中配制肠道外营养注射剂，符合注射剂配制GMP[1]规范要求。

2. 不具备药学部门集中配制条件的，应由经药学部门培训与考核合格的注册护理人员配制。

【释义】

1.“肠道外营养”（PN）是指通过胃肠道以外的途径（即静脉途径）提供营养物质的一种方式。当胃肠功能严重障碍时，PN可以提供机体所需营养物质，包括能量物质（碳水化合物、脂肪乳剂）、氨基酸、维生素、电解质及微量元素等。目的是使患者在无法正常进食的状况下仍可以维持营养状况、体重和创伤愈合，幼儿可以维持生长、发育。全部营养从肠外供给称全肠道外营养（TPN）。

2. 目前国家层面没有下发统一的肠外营养疗法的规范或指南，保健院可以在参照国内外相关资料（如2017年4月18日广东省药学会印发的《肠外营养临床药学共识（第二版）》）的基础上，结合本院实际自行制定。

3.“对肠道外营养疗法使用处方（医嘱）实施权限管理”：根据保障肠道外营养疗法使用安全、合理的原则要求和本院实际情况，确定本院使用其处方（医嘱）的权限，也就是只有得到授权的医生才有开具该类药物或处方的资格。

4. 本条款与条款【3.27.2.6】关联，实际评审时应结合考虑。

五、条款【3.4.2.5】

遵守激素类药物与血液制剂的使用指南或规范。

【C】

1. 有激素类药物与血液制剂的使用指南或规范，方便查询。

2. 按照规范与程序使用激素类药物及血液制剂。

【B】符合“C”，并

对激素类药物、血液制剂使用处方（医嘱）实施权限管理。

[1]GMP即药品生产质量管理规范。

【A】符合“B”，并

药学与临床定期评价激素类药物及血液制品使用适应证，有改进措施。

【释义】

1.“血液制剂”：本条款中血液制剂是指血液制品，是指各种人血浆蛋白质制品，属于生物制品范围，主要指以健康人血液为原料，采用生物学、血液制品工艺或分离纯化技术制备的生物活性制剂。包括人血白蛋白，人胎盘血白蛋白，静脉注射用人免疫球蛋白，肌内注射用人免疫球蛋白，组织胺人免疫球蛋白，特异性免疫球蛋白，乙型肝炎、狂犬病、破伤风免疫球蛋白，人凝血因子Ⅷ，人凝血酶原复合物，人纤维蛋白原，抗人淋巴细胞免疫球蛋白等。

2.“激素类药物、血液制剂使用处方（医嘱）实施权限管理”：根据保障药物使用安全、合理的原则要求和本院实际，确定本院激素类药物、血液制剂使用处方（医嘱）权限。

六、条款【3.4.3.2】

每位住院患者均有适宜的诊疗计划，由高级职称医师负责评价与核准。（★）

【C】

根据患者的病情评估，制订适宜的诊疗方案，包括检查、治疗、护理、康复计划等，由高级职称医师负责评价与核准。

（1）诊疗方案包括检查计划、治疗计划、护理计划、康复治疗计划等。

（2）患者病情严重程度评估的结果为诊疗方案提供依据和支持。

（3）依据检查、诊断结果对诊疗计划及时进行变更与调整。

（4）肿瘤手术、化疗的方案，原则上应以病理检查、肿瘤分期为依据。

（5）对重要的检查、诊断阳性与阴性结果的分析与评价意见应记录在病程记录中。

【B】符合“C”，并

1. 根据检查结果分析判断，适时调整诊疗方案，并分析调整原因和背景。

2. 有院科两级的质量监督管理制度，对存在问题及时反馈。

【A】符合“B”，并

监管检查有成效，上级医师对诊疗方案核准率100%。

【释义】

1.诊疗方案（或诊疗计划）可以以单独的形式存在，也可以记录在首次病程记录中。其中护理计划是指简明扼要的计划，非详细的护理计划；康复治疗计划是指本次住院期间同步进行的康复治疗（可延伸至出院后），不包括出院后才进行的康复治疗。

2.“三级查房制度”指患者住院期间，由不同级别的医师以查房的形式实施患者评估、制定与调整诊疗方案、观察诊疗效果等医疗活动的制度。需满足以下基本要求：

①实行科主任领导下的三个不同级别的医师查房制度。三个不同级别的医师可以包括但不限于主任医师 / 副主任医师 - 主治医师 - 住院医师。②遵循下级医师服从上级医师，所有医师服从科主任的工作原则。③应当明确各级医师的医疗决策和实施权限。④应当严格明确查房周期。工作日每天至少查房 2 次，非工作日每天至少查房 1 次，三级医师中最高级别的医师每周至少查房 2 次，中间级别的医师每周至少查房 3 次。术者必须亲自在术前和术后 24 小时内查房。⑤应当明确医师查房行为规范，尊重患者、注意仪表、保护隐私、加强沟通、规范流程。⑥开展护理、药师查房的可参照上述规定执行。

3.“上级医师对诊疗方案核准率”的分子为上级医师对诊疗方案进行核查的病例数，分母为同期抽取住院患者病例数。

七、条款【3.4.3.3】

开展临床路径与特定（单）病种过程质量管理。

【C】

1. 院长确定实施临床路径与特定（单）病种过程质量管理及监测指标[至少包含卫生计生委已发布的相关的特定（单）病种]。

2. 院长确定实施临床路径与特定（单）病种过程质量管理的科室，实行管理问责制。

3. 医务处（科）、护理部、质量管理部门会同科室主任制订体现多专业协同的“临床路径与特定（单）病种诊疗指南 / 规范”文件。

【B】符合“C”，并

科室主任负责实施本专业临床路径与特定（单）病种过程质量管理项目，确保监测指标的病种 ICD-10 编码、采集方法和频率，数据均应源于住院病历、门急诊病历的“证据”。

【A】符合“B”，并

科室质控小组对本科室的特定（单）病种过程质量数据，运用质量管理工具展示管理成效的变化趋势，有季度通报、半年小结、年度总结报告，并对公开的数据质量和结果的可靠性承担责任（近 3 年）。

【释义】

1. 临床路径的开展应符合《医疗机构临床路径管理指导原则》。应当成立临床路径管理工作体系，负责临床路径管理工作。临床路径管理工作体系应当包括临床路径管理委员会、临床路径指导评价小组和临床路径实施小组。

2. 一般按照以下原则选择实施临床路径管理的病种：(1) 常见病、多发病；(2) 诊断治疗方案明确，技术成熟，疾病诊疗过程中变异较少；(3) 优先选择国家卫生健康委员会、国家中医药管理局已经印发临床路径的病种。

3.“管理问责制”是指问责主体对其管辖范围内各级组织和成员（院内一般指院领导、职能部门负责人、业务科室负责人、护理单元护士长等）承担职责和义务的履行情况，实施并要求其承担否定性后果的一种责任追究制度。

4．单病种质量管理的具体病种见评审标准第六章，保健院可根据自己的情况增加单病种数量。单病种的数据采集可参考《特定（单）病种质量管理手册（三级、二级综合医院分册）》（4.0 版）实行信息系统采集。

八、条款【3.4.4.1】

有院内会诊管理制度与流程。

【C】

1. 有院内会诊管理制度与流程，包括会诊医师资质与责任、会诊时限、会诊记录书写要求，并落实。

2. 对重症与疑难患者实施多学科联合会诊，对须实施多学科联合会诊的“重症与疑难患者”有明确定义。

【B】符合“C”，并

相关职能部门履行监管职责。至少每季度或不定期对会诊相关科室间沟通、会诊及时性和有效性定期评价[1]，对问题与缺陷进行反馈，并提出整改建议。

【释义】

1．“会诊”是指出于诊疗需要，由本科室以外或本机构以外的医务人员协助提出诊疗意见或提供诊疗服务的活动。

2．会诊制度应当满足以下基本要求：①按会诊范围，会诊分为机构内会诊和机构外会诊。机构内多学科会诊应当由医疗管理部门组织。②按病情紧急程度，会诊分为急会诊和普通会诊。机构内急会诊应当在会诊请求发出后 10 分钟内到位，普通会诊应当在会诊发出后 24 小时内完成。③应当统一会诊单格式及填写规范，明确各类会诊的具体流程。④原则上，会诊请求人员应当陪同完成会诊，会诊情况应当在会诊单中记录。会诊意见的处置情况应当在病程中记录。⑤前往或邀请机构外会诊，应当严格遵照国家有关规定执行。

3．“重症与疑难患者”由各保健院根据实际情况进行定义。

4．“多学科联合会诊”是指 3 个及以上科室的联合会诊，一般针对疑难危重病例，主要指病情复杂、需多专科协助诊治的疑难或危重病例。

5．“疑难病例讨论制度”指为尽早明确诊断或完善诊疗方案，对诊断或治疗存在疑难问题的病例进行讨论的制度。 制度应当满足以下基本要求：①医疗机构及临床科室应当明确疑难病例的范围，包括但不限于出现以下情形的患者：没有明确诊断或诊疗方案难以确定、疾病在应有明确疗效的周期内未能达到预期疗效、非计划再次住院和非计划再次手术、出现可能危及生命或造成器官功能严重损害的并发症等。②疑难病例

[1] 此句同时有“不定期”和“定期”的表述，但评审标准实施细则原文如此。

均应由科室或医疗管理部门组织开展讨论。讨论原则上应由科主任主持，全科人员参加。必要时邀请相关科室人员或机构外人员参加。③医疗机构应统一疑难病例讨论记录的格式和模板。讨论内容应专册记录，主持人需审核并签字。讨论的结论应当记入病历。④参加疑难病例讨论成员中应当至少有 2 人具有主治及以上专业技术职务任职资格。

九、条款【3.4.5.1】

对患者的出院指导与随访有明确的制度与要求。

【C】

1. 有对出院指导与随访工作管理的相关制度和要求。

2. 经治医师、责任护士根据病情为出院患者提供用药指导、营养指导、康复训练指导等服务，包括在生活或工作中的注意事项等。

3. 建立与完善住院患者出院后的随访与指导流程，并落实。

4. 有对特定患者（根据医疗保健 / 科研需要）定期随访制度，采取多种随访形式，并有记录。

【B】符合“C”，并

1. 为患者相应的社区医师提供治疗建议方案，保证患者诊疗连续性。

2. 对随访工作落实情况有记录。

【A】符合“B”，并

相关职能部门对出院指导及随访工作落实情况有总结及评价，有改进措施。

【释义】

1．本条款所指随访是指住院患者出院后定期了解患者病情变化和指导患者康复的一种观察方法，是保证患者诊疗连续性、总结医疗经验、提高医疗质量的重要管理手段。随访形式包括书面随访、电话随访、召回、家访等。

2．出院医嘱应当个性化，根据病情为出院患者提供用药指导、营养指导、康复训练指导、转介服务等。

十、条款【3.4.6.5】

对住院时间超过 30 天的患者进行管理与评价。

【C】

1. 对住院时间超过 30 天的患者进行管理与评价有明确管理规定。

2. 科室将住院时间超过 30 天的患者作为大查房重点，有评价分析记录。

【B】符合“C”，并

相关职能部门履行监管职责，有定期监管检查，并有分析、反馈和改进措施。

【A】符合“B”，并

根据对超过 30 天住院患者的分析，对持续改进住院管理质量措施的成效有评价，超过 30 天住院患者的比例呈逐步下降趋势。

【释义】

1．此处的大查房是指科内的业务大查房。

2．将超过 30 天的住院患者作为大查房重点，应组织讨论，总结、评价患者的住院诊疗过程，分析导致长时间住院的原因，提出进一步针对性的措施并落实。超过 30 天的分为医学治疗需要者（如保胎、早产儿）和非医学需要者（如院感、治疗效果不佳等）。

第五节　患者安全管理

本节由 25 个条款组成，释义条款 15 条。本节的目的是落实 2010 版中国医院协会颁布的十大患者安全目标。患者安全是指患者在医院医疗过程中不发生允许范围以外的生理、机体结构或功能上的障碍、缺陷或死亡。2016 年中国医院协会发布了 2017 版十大患者安全目标，进一步丰富了患者安全的内涵，将医疗装备与信息系统安全也纳入了目标之中。保健院要在满足本标准患者安全管理的基础上，实施并满足 2017 版患者安全目标。条款【3.5.5.1】至条款【3.5.5.4】属于患者安全管理中的药品管理。重点强调麻醉药品、精神药品、放射性药品、医疗用毒性药品、药品类易制毒化学品等特殊管理药品，以及高浓度电解质、化疗药品、易混淆（听似、看似）药品、终止妊娠药品、促排卵药品在存放、标识、识别以及处方或用药医嘱转抄和执行时要认真核对，以确保用药安全，避免发生错误或事故。

一、条款【3.5.1.1】

对就诊者施行唯一标识（医保卡、新型农村合作医疗卡编号、身份证号码、病历号等）管理。

【C】

1. 对门诊就诊和住院患者的身份标识有制度规定，且在全院范围内统一实施。

2. 对就诊者住院病历身份施行唯一标识管理，如使用医保卡、新型农村合作医疗卡编号或身份证号码等。

【B】符合“C”，并

对提高就诊者身份识别的正确性有改进方法，如在重点部门（急诊、新生儿科、ICU、产房、手术室）使用条码管理。

【释义】

查对制度指为防止医疗差错，保障医疗安全，医务人员对医疗行为和医疗器械、设施、药品等进行复核查对的制度。应符合以下基本要求：①应当涵盖患者身份识别、临床诊疗行为、设备设施运行和医疗环境安全等相关方面。②每项医疗行为都必须查对患者身份。应当至少使用两种身份查对方式，严禁单独将床号作为身份查对的标识。为无名患者进行诊疗活动时，须双人核对。用电子设备辨别患者身份时，仍需口语化查对。③医疗器械、设施、药品、标本等查对要求按照国家有关规定和标准执行。

二、条款【3.5.1.4】

使用“腕带”作为识别就诊者身份的标识，重点是重症监护病房（室）、新生儿科、手术室、产房、急诊科等部门，以及意识不清、抢救、输血、不同语种语言交流障碍者等；对传染病、药物过敏等特殊就诊者有识别标志（腕带、床头卡或指纹）。

【C】

相关人员知晓对需使用“腕带”作为识别身份标识的就诊者和科室有明确制度规定。

【B】符合“C”，并

1. 对部分重点就诊者使用“腕带”识别就诊者身份，至少包含但不限于：

（1）急诊抢救室和留观者；

（2）住院者中有创诊疗、输液与输血者；

（3）无名氏、意识不清、语言交流障碍、镇静期间者；

（4）新生儿和婴幼儿；

（5）设定的其他就诊者。

2. 部分重点科室使用“腕带”识别就诊者身份，至少包含但不限于：

（1）重症监护病房（室）；

（2）新生儿科；

（3）手术室；

（4）产房；

（5）急诊科；

（6）设定的其他科室。

3. 对传染病、药物过敏等特殊就诊者有识别标志（腕带、床头卡或指纹）。

【A】符合“B”，并

医务处（科）、护理部对上述工作进行督导检查，月有通报、季有小结、年有总结，有改进措施。

【释义】

1．实行腕带管理时，制度应规定腕带上的内容、填写或打印要求、佩戴要求、腕带脱落后的处理方法等。

2．不得采用条码扫描等信息识别技术作为唯一识别方法。

三、条款【3.5.2.1】

在住院患者的常规诊疗活动中，按规定以书面方式开具完整的医嘱或处方。

【C】

1. 有开具医嘱相关制度与规范。

2. 医务人员对模糊不清、有疑问的医嘱，有明确的澄清流程。

【B】符合“C”，并

医嘱、处方合格率≥95%。

【释义】

医嘱与处方的合格率分开单独计算。医嘱包括长期医嘱、临时医嘱和记事医嘱，医嘱合格率的分子为合格的医嘱数，分母为抽查的医嘱数。此处的处方主要指门诊处方，包括西医和中医处方，处方合格率的分子为抽查处方中合格的处方数，分母为抽查的处方数。有信息监测系统的，可抽查某个时段的全部数据；如无信息监测系统，则抽查部分数据。

四、条款【3.5.2.2】

在实施紧急抢救的情况下，必要时可口头下达临时医嘱；护士应对口头临时医嘱完整复述确认，在执行时双人核查；事后及时补记。

【C】

1. 相关人员知晓紧急抢救情况下使用口头医嘱的相关制度与流程。

2. 医师下达的口头医嘱，执行者须复述确认，双人核查后方可执行。

3. 下达口头医嘱并在结束抢救后6小时内及时补记。

【释义】

医嘱管理制度中应明确：①在住院患者的常规诊疗活动中，必须以书面方式下达医嘱；②只有在实施紧急抢救的情况下，必要时才可口头下达临时医嘱，并对口头医嘱的执行作出明确规定。建议口头医嘱的执行规定参照以下要求：接受口头医嘱的护士，须用笔写下口头医嘱内容，逐字复诵，向开立医嘱的医师确认医嘱内容正确，并记录开立口头医嘱的医师全名，双人核查后方可执行；医师须于开立口头医嘱6小时内在临时医嘱单上补记医嘱，并在医嘱说明栏中进行说明。

五、条款【3.5.3.1】

有手术患者术前准备的相关管理制度。择期手术的各项术前检查与评估工作全部完成后方可下达手术医嘱。

【C】

1. 有手术患者术前准备的相关管理制度。

2. 择期手术患者在完成各项术前检查、病情和风险评估以及履行知情同意手续后方可下达手术医嘱。

【B】符合“C”，并

择期手术术前准备制度落实，执行率100%。

【A】符合“B”，并

相关职能部门履行监管职责，有检查、分析、改进。

【释义】

择期手术术前准备制度落实的执行率100%，是指术前准备制度中规定的各项工作均得到有效执行，分子为同时段内有效执行的术前准备工作数，分母为某一时段内所有手术患者术前准备的总工作数。

六、条款【3.5.3.3】

有手术安全核查、手术风险评估制度与工作流程。(★)

【C】

1. 有手术安全核查与手术风险评估制度与流程，并明确由手术医师、麻醉师、护士三方共同核查。

2. 实施三步核查，正确即时记录。

(1)第一步　麻醉实施前：三方按“手术安全核查表”依次核对患者身份(姓名、性别、年龄、病案号)、手术方式、知情同意情况、手术部位与标识、麻醉安全检查、皮肤是否完整、术野皮肤准备、静脉通道建立情况、患者过敏史、抗菌药物皮试结果、术前备血情况、假体、体内植入物、影像学资料等内容。

(2)第二步　手术开始前：三方共同核查患者身份(姓名、性别、年龄)、手术方式、手术部位与标识，并确认风险预警等内容。手术物品准备情况的核查由手术室护理人员执行并向手术医师和麻醉医师报告。

(3)第三步　患者离开手术室前：三方共同核查患者身份(姓名、性别、年龄)、实际手术方式，术中用药、输血的核查，清点手术用物，确认手术标本，检查皮肤完整性、动静脉通路、引流管，确认患者去向等内容。

3. 手术医师、麻醉师、巡回护士共同遵照“手术风险评估”制度规定的流程，实施再次核对患者身份、手术部位、手术名称、麻醉分级等内容，并正确记录。

4. 手术安全核查项目填写完整。

【B】符合“C”，并

医务处(科)、护理部对上述工作进行督导、检查、总结、反馈，有改进措施。

【A】符合“B”，并

手术核查、手术风险评估执行率100%。

【释义】

1．“手术安全核查制度”指在麻醉实施前、手术开始前和患者离开手术室前对患者身份、手术部位、手术方式等进行多方参与的核查，以保障患者安全的制度。应当满足以下基本要求：①应当建立手术安全核查制度和标准化流程。②手术安全核查过程和内容按原卫生部的《手术安全核查制度》执行。③手术安全核查表应当纳入病历。

2．手术安全核查应当细化三方人员的责任以及明确规定核查的方式。

3．“手术核查执行率”分子为所有按规范要求进行手术安全核查的手术例数，分母为同期住院患者手术例数。

4．“手术风险评估执行率”分子为实施了手术风险评估的手术例数，分母为同期住院患者手术例数。

七、条款【3.5.4.1】

按照手卫生规范，正确配置有效、便捷的手卫生设备和设施，为执行手卫生提供必需的保障与有效的监管措施。

【C】

根据《医务人员手卫生规范》的要求，有手卫生管理相关制度和实施规范。

【B】符合“C”，并

手卫生设备和设施配置有效覆盖全院各诊疗单元≥90%。

【A】符合“B”，并

相关职能部门有监管，医务人员手卫生依从率≥70%，手术室、产房及新生儿室医务人员手卫生依从率100%。

【释义】

1．“手卫生”为医务人员洗手、卫生手消毒和外科手消毒的总称。

2．“手卫生设施”指用于洗手与手消毒的设施，包括洗手池、水龙头、流动水、清洁剂、干手用品、手消毒剂、洗手示意图等。

3．“医务人员手卫生依从率”用来描述医务人员手卫生实际执行依从程度，反映医务人员手卫生执行情况。计算公式：医务人员手卫生依从率＝受调查的医务人员实际实施手卫生次数/受调查的医务人员应实施手卫生次数×100%。

4．洗手的五个时机：接触患者前、无菌操作前、接触患者血液及体液等后、接触患者后、接触患者周围环境后。

5．“手卫生设备和设施配置有效覆盖”是指一个诊疗单元需要配备上面提到的手卫生设施，其数量要能满足手卫生的需要。

八、条款【3.5.4.2】

医护人员在诊疗活动中应严格遵循手卫生相关要求（手清洁、手消毒、外科洗手操作规程等）。

【C】

1. 有普及手卫生相关要求（手清洁、手消毒、外科洗手操作规程等）的宣教、图示。

2. 对医务人员提供手卫生培训。

【B】符合“C”，并

1. 相关职能部门对手术室、产房及新生儿室、各类ICU等重点科室有监管。

2. 医务人员手卫生正确率≥90%。

【A】符合“B”，并

医务人员手卫生正确率≥95%。

【释义】

1.“手消毒”是指医务人员用速干手消毒剂揉搓双手，以减少手部暂居菌的过程。

2.“外科手消毒”指外科手术前医务人员用肥皂（皂液）或外科手消毒用的洗手液和流动水洗手，再用手消毒剂清除或者杀灭手部暂居菌和减少常居菌的过程。使用的手消毒剂可具有持续抗菌活性。

3.“手卫生正确率”要求洗手时机和步骤均正确，是指医务人员进行手卫生正确的次数占实际进行手卫生的比例，通常用百分比表示，分子为受调查的医务人员进行手卫生正确的次数，分母为受调查的医务人员实际进行手卫生的次数。也可以分别计算手卫生方式正确率或卫生步骤正确率。

4. 手卫生要求：水龙头为非手触式，所有水池旁均有洗手液、一次性干手纸或干手设备，墙上贴有洗手示意图，所有治疗车、病房门口都有快速手消毒液，消毒液开封后要注明开封日期和开封后有效期（一般是30天）。

九、条款【3.5.5.1】

严格执行麻醉药品、精神药品、放射性药品、医疗用毒性药品、药品类易制毒化学品等特殊管理药品的使用与管理的规章制度。

【C】

1. 严格执行麻醉药品、精神药品、放射性药品、医疗用毒性药品及药品类易制毒化学品等特殊药品的使用管理制度。

2. 有麻醉药品、精神药品、放射性药品、医疗用毒性药品及药品类易制毒化学品等特殊药品的存放区域、标识和贮存方法相关规定。

3. 相关员工知晓管理要求，并遵循。

【B】符合“C”，并

药学部门与相关职能部门对上述工作督导、检查、总结、反馈，有改进措施。

【A】符合“B”，并

执行麻醉药品、精神药品、放射性药品、医疗用毒性药品及药品类易制毒化学品等特殊药品的存放区域、标识和贮存方法相关规定，符合率100%。

【释义】

1.“特殊管理药品”是指“麻、精、毒、放”药品。严格执行《中华人民共和国药品管理法》《处方管理办法》《医疗机构麻醉药品、第一类精神药品管理规定》等。《医疗机构麻醉药品、第一类精神药品管理规定》与《处方管理办法》不一致部分，遵照《处方管理办法》。

2. 麻醉、精神药品库必须配备保险柜，门、窗有防盗设施。有条件的医疗机构麻醉药品、第一类精神药品库应当安装报警装置。门诊、急诊、住院等药房设麻醉药品、第一类精神药品周转库（柜）的，应当配备保险柜，药房调配窗口、各病区、手术室存放麻醉药品、第一类精神药品应当配备必要的防盗设施。

3.“易制毒化学品”严格按国务院2005年8月26日颁布的《易制毒化学品管理条例》执行。易制毒化学品分为三类。第一类是可以用于制毒的主要原料，第二类、第三类是可以用于制毒的化学配剂。易制毒化学品的分类和品种需要调整的，由国务院公安部门会同国务院食品药品监督管理部门、安全生产监督管理部门、商务主管部门、卫生主管部门和海关总署提出方案，报国务院批准。麦角酸、麦角胺、麦角新碱、麻黄素、伪麻黄素、消旋麻黄素、去甲麻黄素、甲基麻黄素、麻黄浸膏、麻黄浸膏粉等麻黄素类物质为第一类中的药品类易制毒化学品，第一类中的药品类易制毒化学品包括原料药及其单方制剂。

4. 国家对易制毒化学品的生产、经营、购买、运输和进口、出口实行分类管理和许可制度。

5. 本条款与条款【3.27.3.1】关联，实际评审中应结合考虑。

十、条款【3.5.5.2】

有高浓度电解质、化疗药物及易混淆（听似、看似）等药品的贮存与识别要求。

【C】

1. 有高浓度电解质、化疗药物等药品的存放区域、标识和贮存方法的规定并落实。

2. 对包装相似、听似、看似药品，一品多规或多剂型药物的存放有明晰的“警示标识”。

3. 相关员工遵循管理要求，具备识别技能。

【B】符合“C”，并

药学部门与相关职能部门定期对上述工作督导、检查、总结、反馈，有改进措施。

【A】符合“B”，并

对高浓度电解质、化疗药物及包装相似、听似、看似药品，一品多规或多剂型药物做到全院统一“警示标识”，符合率100%。

【释义】

1．“高危药品”也可以称为高警示药品，指药理作用显著且迅速、易危害人体的药品。包括高浓度电解质制剂、肌肉松弛剂及细胞毒化药品等。目录可以参考中国药学会医院药学专业委员会用药安全专家组制定的《我国高警示药品推荐目录2015版》和本院实际情况等来制定。高危药品专区或专柜贮存。

2．高浓度电解质、化疗药物等药品（高危药品）标识：国家行政层面目前没有统一规定，保健院可以根据工作需要和药物性质来设定本院此类药物标识，也可以根据中国药学会医院药学专业委员会用药安全专家组推荐标识设定，且全院统一“警示标识”，药学部门和医务、护理部门规定一致，以达到警示、安全用药的目的。

3．包装相似、听似、看似药品，一品多规或多剂型药物存放有明晰的“警示标识”：国家行政层面目前没有对“警示标识”做统一规定，保健院可以根据工作需要来设定本院此类药品标识，且全院统一“警示标识”，药学部门和医务、护理部门规定一致，以达到警示、安全用药目的。

十一、条款【3.5.5.3】

严格管理终止妊娠药品、促排卵药品。

【C】

1. 有终止妊娠药品、促排卵药品管理制度。

2. 药学部门与使用科室备用的终止妊娠药品、促排卵药品专区（或专柜）存放，有明晰的警示标识，且全院标识统一。

3. 药学部门对终止妊娠药品、促排卵药品处方进行专册登记，包括：发药日期、使用对象姓名和年龄、临床诊断、药品名称、规格、数量、处方医师等。

4. 药学部门每月核对本科室终止妊娠药品、促排卵药品出、入库及使用数量，做到账与购、销、存账账相符，账物相符。

5. 各种记录和凭证保存至超过药品有效期，但不得少于3年。

【B】符合“C”，并

1. 药学部门定期对使用科室备用的终止妊娠药品、促排卵药品进行督导、检查、总结、反馈，提出整改措施。

2. 药学部门定期对本院终止妊娠药品、促排卵药品使用情况进行分析、反馈，提出整改措施。

【A】符合“B”，并

1. 相关职能部门监督检查，持续改进有成效。

2. 全院终止妊娠药品、促排卵药品使用合理，无不适当用药。

【释义】

1. 保健院有终止妊娠药品、促排卵药品管理制度。制度中应明确终止妊娠药品、促排卵药品的概念、本院供应品种、处方医师人员资质要求及管理要求。终止妊娠药品必须在取得“母婴保健技术服务许可证”或“计划生育技术服务机构执业许可证”的医疗保健机构内，并在持有“母婴保健技术考核合格证书”的执业（助理）医师指导监护下使用。促排卵药品处方权限由保健院根据医师执业范围和保障用药安全性等来自行确定。

2. 终止妊娠药品、促排卵药品有明晰的警示标识：可根据工作需要来设定本院此类药品标识，且全院统一“警示标识”，药学部门和医务、护理部门规定一致，达到警示、安全用药目的。

3. 药学部门对终止妊娠药品、促排卵药品处方进行专册登记：可采用纸质或电子登记。

4. 本条款与条款【3.18.2.2】【3.27.3.1】相关联，实际评审中应结合考虑。

十二、条款【3.5.6.1】

根据本院实际情况确定“危急值”项目和标准，建立“危急值”管理制度与工作流程。

【C】

1. 有临床“危急值”项目、定义、标准、报告制度与工作流程。

2. 医技部门（含临床实验室、医学影像部门、心电图室等）有“危急值”项目表。

3. 相关人员熟悉并遵循上述制度和工作流程。

【B】符合“C”，并

根据临床需要和实践总结，更新和完善“危急值”管理制度、工作流程及项目表。

【A】符合“B”，并

相关职能部门定期（每年至少一次）对“危急值”报告制度的有效性进行评估。

【释义】

1. “危急值”（critical result）通常指的是检验、检查结果严重异常，当出现这种检验、检查结果时，说明患者可能正处于危险的边缘，临床医生如果不能及时给予患者有效的干预措施或治疗，有可能危及患者安全甚至生命，失去最佳抢救机会。这种可能危及患者安全或生命的检验、检查结果称为危急值。

2. “危急值报告制度”是指对提示患者处于生命危急状态的检查、检验结果建立复核、报告、记录等管理机制，以保障患者安全的制度。应当满足以下基本要求：①应当分别建立住院和门急诊患者危急值报告具体管理流程和记录规范，确保危急值信息准确、传递及时，信息传递各环节无缝衔接且可追溯。②应当制定可能危及患者生命的各项检查、检验结果危急值清单并定期调整。③出现危急值时，出具检查、检验结果报告的部门报出前，应当双人核对并签字确认，夜间或紧急情况下可单人双次核对。对于需要立即重复检查、检验的项目，应当及时复检并核对。④外送的检验标本或检查项目存在危急值项目的，保健院应当和相关机构协商危急值的通知方式，并建立可追溯的危急值报告流程，确保临床科室或患方能够及时接收危急值。⑤临床科室任何接收到危急值信息的人员应当准确记录、复读、确认危急值结果，并立即通知相关医师。⑥应当统一制定临床危急值信息登记专册和模板，确保危急值信息报告全流程的人员、时间、内容等关键要素可追溯。

3．危急值报告制度要明确危急值从发现到报告、从临床科室接到报告后到告知医生、医生接报后去观察处理患者和事后在病程记录上记录的时限要求。

4．妇幼保健院的服务对象有新生儿和儿童，因此，危急值的报告范围要考虑到不同年龄层次的值可能不一样。

十三、条款【3.5.6.2】

严格执行“危急值”报告制度与流程。(★)

【C】

1. 医技部门相关人员知晓本部门危急值项目及内容，能够有效识别和确认危急值，并及时报告给临床部门。

2. 接获危急值报告的医护人员应完整、准确记录就诊者识别信息、危急值内容和报告者的信息，按流程复核确认无误后，及时向经治或值班医师报告，并做好记录。

3. 医师接获危急值报告后应及时追踪、处置并记录。

4. 相关人员知晓上述制度与流程，并正确执行。

【B】符合“C”，并

信息系统能自动识别、提示危急值，相关科室能够通过网络及时向临床科室发出危急值报告，并有语音或醒目的文字提示。

【A】符合“B”，并

有网络监控功能，保障危急值报告、处置及时、有效。

【释义】

“网络监控功能”：保健院设定的危急值出现后，医技部门电脑显示屏显示危急值醒目的文字提示信息或有语音提示，经医技部门确认审核后，在临床保健科室医护工作站电脑显示屏显示危急值醒目的文字提示信息或有语音提示或向申请医生的手机发送短信。医生或护士对医技部门报告的危急值提示信息输入个人工号查看危急值信息。医技部门可显示临床保健科室处理危急值信息的时间，也可以查看临床保健科室未及时处理的危急值信息，再电话通知临床保健科室。临床保健科室对危急值信息确认后进行及时有效的处理。危急值从出现、审核、报告到接收、处理的整个过程都纳入到信息系统的监控，及时预警、及时处置，监控情况能呈现给管理部门。

十四、条款【3.5.7.1】

对就诊者进行风险评估，主动向高风险就诊者告知跌倒、坠床、烫伤、呕吐物吸入窒息等风险，有警示标识，采取有效措施防止意外事件的发生。

【C】

1. 相关人员知晓并实施对高风险住院患者跌倒、坠床、烫伤、呕吐物吸入窒息等风险评估，风险评估率≥ 90%。

2. 根据病情或用药变化再评估，主动告知风险及防范措施，并在病历中记录。

【B】符合“C”，并

环境有防止跌倒、烫伤等安全措施，如走廊扶手、卫生间及地面防滑警示标识、语言提醒、搀扶或请人帮助、床挡、饮水防烫伤设施等。

【释义】

1．标准要求对所有就诊者进行风险评估。根据就诊人群特点采取分类评估，对高风险人群重点管理。如跌倒涉及所有就诊人员，坠床主要涉及儿童患者，烫伤主要涉及麻醉术后患者、儿童与新生儿，呕吐物吸入窒息主要涉及麻醉术后患者、新生儿等。评估时机按评估制度执行。

2．本条款与条款【3.4.1.1】相关联，实际评审中需结合考虑。

十五、条款【3.5.9.1】

有主动免责报告质量安全（不良）事件、差错与隐患的制度与可执行的工作流程，并让医务人员充分了解。（★）

【C】

1. 有质量安全（不良）事件的报告制度与流程。

2. 对医务人员进行质量安全（不良）事件、差错、隐患的定义和免责、主动报告制度的教育培训。

3. 医务人员知晓质量安全（不良）事件、差错、隐患的免责、主动报告制度、途径与流程。

【B】符合“C”，并

每百张床位年报告≥ 10 件（不含药物不良反应及器材安全事件）。

【释义】

1．“医疗安全（不良）事件”（简称不良事件）是指在临床诊疗活动和医疗机构运行过程中，任何可能影响患者诊疗结果、增加患者痛苦和负担并可能引发医疗纠纷或医疗事故，以及影响医疗工作正常进行和医务人员人身安全的因素和事件。

2．不良事件分类：①Ⅰ级事件（警讯事件、警告事件）：患者非预期的死亡，或是非疾病自然进展过程造成的患者永久性功能丧失。②Ⅱ级事件（不良后果事件、差错事件）：在疾病医疗过程中因诊疗活动而非疾病本身造成的患者机体与功能损害。③Ⅲ级事件（无后果事件、临界差错）：虽然发生了错误事实，但未给患者机体与功能造成任何损害，或有轻微后果而不需要任何处理可完全康复的不良事件。④Ⅳ级事件（隐患事件、未遂事件）：由于及时发现，错误在实施之前被发现并得到纠正，未造成危害的事件。

3．不良事件报告制度要包含：不良事件定义、不良事件分类、报告范围、报告程序、处理程序和奖惩规定。

4．“免责”也就是非处罚性。在不良事件的处理过程中可遵循以下原则：①对事不对人；②是人就会犯错，但没有人愿意故意犯错；③绝大多数差错产生的根本原因是潜伏在医疗机构组织结构与系统过程中的患者安全“隐患”；④先从流程与系统层面寻找问题、解决问题、预防问题再次发生；⑤重视每一件小事，透过小事预防大问题。

5．对报告不良事件的科室、职工的奖励要有凭证。

十六、条款【3.5.9.2】

定期分析医疗保健安全信息，对重大不安全事件要有质量持续改进，利用信息资源改进医疗保健安全管理。

【C】

至少每半年通报一次医疗保健安全信息分析结果，并提出具体改进措施。

【B】符合“C”，并

对每起由于质量安全（不良）事件造成患者死亡及致残的重大事件进行质量持续改进。

【A】符合“B”，并

利用评审前3年医疗保健安全数据及案例证实落实改进措施有成效。

【释义】

“医疗质量安全事件”，根据原卫生部印发的《医疗质量安全事件报告暂行规定》，指医疗机构及其医务人员在医疗保健活动中，由于诊疗过错、医药产品缺陷等原因，造成就诊者死亡、残疾、器官组织损伤导致功能障碍等明显人身损害的事件。根据对就诊者人身造成的损害程度及损害人数，医疗质量安全事件分为三级。一般医疗质量安全事件：造成2人以下轻度残疾、器官组织损伤导致一般功能障碍或其他人身损害后果。重大医疗质量安全事件：①造成2人以下死亡或中度以上残疾、器官组织损伤导致严重功能障碍；②造成3人以上中度以下残疾、器官组织损伤或其他人身损害后果。特大医疗质量安全事件：造成3人以上死亡或重度残疾。

第六节　孕前保健管理

本节由5个条款组成，释义条款5条。主要考核规范开展孕前保健工作的制度、职责、工作常规、人员资质能力等结构指标，强调基础登记规范，并定期进行分析，要求职能部门进行常规质量监管。

一、条款【3.6.1.1】

按《孕前保健服务工作规范（试行）》要求开展孕前保健工作。

【C】

1. 有孕前保健工作制度、人员职责、工作常规，定期更新并落实。
2. 孕前保健工作常规符合相关法律法规、规章、诊疗指南、技术规范。
3. 相关科室工作人员知晓孕前保健工作的制度、职责、常规。

【B】符合“C”，并

科室有孕前保健工作自查制度，定期开展质量检查，并有分析总结及质量改进措施。

【A】符合“B”，并

相关职能部门履行监管职责，定期考核。

【释义】

1．C1中“孕前保健工作制度、人员职责、工作常规”是指根据《孕前保健服务工作规范（试行）》《国家卫生计生委关于妇幼健康服务机构标准化建设与规范化管理的指导意见》和《各级妇幼健康服务机构业务部门设置指南》的要求，结合本院实际制定本院的孕前保健工作制度、人员职责、工作常规，并对从事孕前保健的工作人员和管理人员进行培训，有记录、有考核。

2．B中“有孕前保健工作自查制度，定期开展质量检查”是指科室根据工作的制度、规范、质量要求，在孕产保健部内进行定期的自我检查，检查有记录、有总结、有分析，以问题为导向提出有针对性的整改措施。

二、条款【3.6.2.1】

人员具备相应资质，定期接受孕前保健专业技术培训。

【C】

1. 从业人员取得相应资质，定期接受孕前保健专业技术培训和继续教育，有记录。
2. 孕前保健专业技术人员熟练掌握相关专业知识、诊疗常规与操作规程。
3. 提供孕前咨询服务的医师应具有良好人际沟通技能和综合服务能力。

【B】符合“C”，并

至少有2名副高级以上职称医师从事孕前保健服务。

【释义】

1．C1中“从业人员取得相应资质”是指从事孕前保健服务的业务技术人员需有执业医师证、医师资格证、专业技术职务证，且接受过国家、省、市等方面的孕前保健专业技术方面的业务培训、进修等，并有相应的证明材料。

2．C3中“人际沟通技能”是指从事孕前保健服务的业务技术人员需对服务对象讲解孕前保健的重要性，介绍孕前保健服务内容及流程。通过询问、讲座及健康资料的发放等，为准备怀孕的夫妇提供健康教育服务。

3．C3中“综合服务能力”是指从事孕前保健服务的业务技术人员为服务对象提供如下服务的能力：生理和心理保健有关知识，生育的基本知识（如生命的孕育过程等），生活方式、孕前及孕期运动方式、饮食营养和环境因素等对生育的影响，出生缺陷及遗传性疾病的防治等。

三、条款【3.6.2.2】

房屋、设施设备符合《孕前保健服务工作规范（试行）》要求。

【C】

1. 设有孕前保健专科门诊，有男、女孕前医学检查、孕前卫生宣教的服务场所。配备有相应的服务设施设备，且处于功能状态。

2. 孕前保健服务环境温馨、整洁，布局合理，能做到保护个人隐私。

【B】符合“C”，并

1. 定期对设备设施进行维护保养。

2. 检查方法、检验方法与质量符合相应技术规范（指南）。

【A】符合“B”，并

结合当地习俗，设置个性化的服务场所。

【释义】

1．C1：孕前保健专科门诊要求男、女孕前医学检查室应分设（男、女医学检查室可参照《婚前保健工作规范（修订）》要求的男、女婚检室设置），标识清楚，有孕前卫生宣教的服务场所，可与新婚学校、孕妇学校、家长学校共用。

2．C1中“配备有相应的服务设施设备”是指孕前保健服务场所应有体重秤、血压计、健康教育的挂图及模型等服务设施设备，结合条款【5.8.3.3】对计量设备有维护保养登记，所有设备均处于功能状态。

3．A中“设置个性化的服务场所”是指为有特殊宗教信仰、民俗习惯的人群等提供个性化服务场所。

四、条款【3.6.2.3】

技术服务符合《孕前保健服务工作规范（试行）》的要求。

【C】

1. 孕前医学检查内容包括询问病史、体格检查、辅助检查和其他专项检查。其他专项检查包括严重遗传病、可能引起胎儿感染的传染病及性传播疾病、其他影响妊娠的疾病等，应根据需要及自愿原则确定。

2. 采取多种方法系统地为服务对象进行孕前健康教育，内容包括有关生理和心理保健知识，有关生育的基本知识，孕前及孕期运动方式、饮食营养和环境因素对生育的影响，出生缺陷及遗传性疾病的防治等。

3. 对孕前保健对象的健康状况进行综合评估，遵守普遍性指导和个体化指导相结合的原则，对可计划怀孕的夫妇进行孕前准备指导。

4. 对医学检查发现的异常情况及服务对象提出的具体问题进行解答、提供信息和提出医学意见，帮助受检对象在知情的基础上做出适宜的决定，必要时提供转介服务。

【B】符合“C”，并

对异常情况及时追踪结果，提供必要的延续服务。

【A】符合“B”，并

相关职能部门履行监管职责，定期对孕前医学检查和健康教育内容进行检查评估。

【释义】

1. C3 中“对孕前保健对象的健康状况进行综合评估”是指对孕前保健服务对象健康状况综合评估，要求有评估规范，主要包括普遍性指导的内容，以及合理用药、营养、预防和筛查慢性病、生活习惯、心理等个体化指导等方面的内容。

2. C4 中“医学检查发现的异常情况”是指进行孕前检查时发现的异常既往病史、生育史，有害环境暴露，异常用药，异常体征、症状等情况。

3. C4 中“对医学检查发现的异常情况及服务对象提出的具体问题进行解答、提供信息和提出医学意见”是指本院要有对孕前医学检查异常情况进行分类及指导的具体内容、提出医学意见的主要文本内容，并按此内容进行服务，对孕前检查异常对象有登记、有转介或提供多学科联合门诊、有追踪、有分析。

4. C4 中“转介服务”是指院内各临床科室（住院和门诊）向保健专科，如营养、心理、康复、中医等科室转送介绍亚健康和健康服务对象进一步接受保健服务的过程；也是各保健专科在为服务对象提供保健服务过程中发现高危或疾病对象，向临床科室转送介绍以接受临床诊疗服务的过程。目的是让服务对象得到优质、系统、连续、动态的医疗保健服务。这也是保健和临床相结合的纽带与途径。主要要素包括转介单、转介登记等。

5. B 中“延续服务”是指为孕前保健工作中发现的患有严重遗传性疾病，艾滋病、乙肝、梅毒、结核等传染病，精神疾病、妇科内分泌疾病、高血压、糖尿病、甲状腺疾病等影响生育、妊娠的疾病的服务对象，提供转介、转诊、多学科会诊、追踪随访等服务。

6．A 中“相关职能部门履行监管职责”是指有关职能部门对科室的制度、规范、院感、设施设备、重点人群管理、健康教育内容等进行检查、考核和评估。

五、条款【3.6.3.1】

建立孕前保健服务各种工作登记，及时准确地收集、统计相关信息，定期总结分析，提出对孕前保健服务工作的意见和建议。

【C】

1. 规范填写孕前保健医学检查表。

2. 各种工作登记种类齐全，填写规范。

3. 各项资料分类存档，保存完整。

【B】符合“C”，并

定期对孕前保健服务工作数据进行收集，总结分析，发现问题，提出改进意见和建议，有改进措施。

【A】符合“B”，并

持续改进工作质量有成效，落实改进措施有成效。

【释义】

1．C2 中“各种工作登记”是指有孕前保健服务异常情况登记、特殊重点人群咨询登记、转介登记、随访登记等。

2．B 中“定期对……总结分析”是指孕前保健科每月对以上登记进行分类统计，分析业务质量运行情况及重点人群构成情况，针对分析发现的问题有改进措施或对策。

第七节　孕期保健管理

本节由 5 个条款组成，释义条款 5 条。主要考核孕期保健工作的管理与孕期保健工作规范开展及健康评估，强调孕期服务各期的服务流程与重点人群的专案管理，强调孕期一级预防的健康教育的内容及实施，强调科室质量管理小组的质量管理，强调基础登记规范，并定期进行分析，把握孕期保健工作重点。

一、条款【3.7.1.1】

按《孕产期保健工作管理办法》和《孕产期保健工作规范》等要求开展孕期保健工作，有孕期保健工作制度、人员职责与工作常规。

【C】

1. 有孕期保健工作制度、人员职责、工作常规，并定期更新和组织落实。

2. 孕期保健工作常规符合相关的法律法规、规章、诊疗指南、技术规范，至少包括有孕期初诊、复诊和高危妊娠管理等主要内容的工作流程，孕早、中、晚期保健内容，以及高危妊娠诊疗常规等内容。

3. 相关科室工作人员知晓孕期保健工作的制度、常规、职责。

【B】符合“C”，并

科室定期开展质量检查，并有分析总结及质量改进措施。

【A】符合“B”，并

相关职能部门履行监管职责，定期考核。

【释义】

1. C1 中“有孕期保健工作制度、人员职责、工作常规，并定期更新和组织落实”是指要根据《孕前保健服务工作规范（试行）》《国家卫生计生委关于妇幼健康服务机构标准化建设与规范化管理的指导意见》《各级妇幼健康服务机构业务部门设置指南》《孕产期保健工作管理办法》和《孕产期保健工作规范》等文件要求，结合本院实际制定本院的孕期保健工作制度、人员职责、工作常规；结合《国家卫生计生委关于切实做好高龄孕产妇管理服务和临床救治的意见》《关于加强生育全程基本医疗保健服务的若干意见》《国家卫生计生委办公厅关于印发危重孕产妇和新生儿救治中心建设与管理指南的通知》《国家卫生计生委办公厅关于印发孕产妇妊娠风险评估与管理工作规范的通知》要求，结合本院实际制定本院孕期保健工作制度、人员职责、工作常规等内容。当国家或本地区卫生行政部门有新的规范或要求时，能随工作要求对本院的制度、职责、常规进行修订，并对从事孕期保健的工作人员和管理人员进行了制度、职责、常规培训，有记录、有考核。

2. C2 中“孕期保健工作常规”包括孕期保健初诊、复诊主要内容和工作流程，高危妊娠管理主要内容和工作流程，孕早、中、晚期保健内容，本院主要高危妊娠诊疗常规等内容。

3. A 中“职能部门履行监管职责”是指职能部门对制度、规范、质量等进行检查，检查有记录、有总结、有分析，以问题为导向提出有针对性的整改措施。

二、条款【3.7.2.1】

人员具备资质，定期接受孕产期保健专业技术培训。

【C】

1. 从业人员取得相应资质，定期接受孕产期保健专业技术培训并考核合格，有记录。

2. 专业技术人员熟练掌握相关专业知识、诊疗常规与操作规程。

3. 提供孕期健康教育的医师应具有良好人际沟通技能和健康教育的能力，从事本专业3年以上工作经验，且具有国家级继续教育培训经历。

4. 提供高危妊娠诊治服务的医师应具有诊治高危妊娠的能力，从事本专业5年以上工作经验，主治医师以上职称。

【B】符合“C”，并

至少有3名高级职称医师从事孕期保健服务。

【释义】

1.“从业人员取得相应资质”是指从事孕期保健服务的业务技术人员需有执业医师证、医师资格证、专业技术职务证，且接受过国家、省、市等方面的产科及孕期保健专业技术方面的业务培训、进修等，提供相应的证明材料。

2.“提供高危妊娠诊治服务”是指有高危险妊娠门诊，有高危妊娠门诊排班表，孕产保健部能提供人员花名册、资质证明、排班表等。

三、条款【3.7.2.2】

房屋、设施设备符合《孕产期保健工作管理办法》和《孕产期保健工作规范》的要求，且能满足业务开展的需要。

【C】

1. 设有产前检查门诊、高危妊娠门诊、孕妇学校。配备有相应的服务设施设备，且处于功能状态。

2. 孕期保健服务环境温馨、整洁，布局合理，能做到保护个人隐私。

【B】符合“C”，并

1. 定期对设备设施进行维护保养。

2. 检查方法、检验方法与质量符合相应技术规范（指南）。

【A】符合“B”，并

结合当地高危妊娠的发生情况，设置妊娠期专病门诊（如：妊娠期糖尿病一日门诊、妊娠期高血压疾病门诊等）。

【释义】

A中“结合当地高危妊娠的发生情况”是指高危妊娠门诊要与院内及辖区高危孕产妇情况相结合，有本院高危妊娠的季度、年度分析，列出前3位、前5位或前10位高危因素，针对前几位高危因素开设妊娠期专病门诊，如妊娠期糖尿病一日门诊、妊娠期高血压疾病门诊、双胎门诊。

四、条款【3.7.2.3】

技术服务符合《孕产期保健工作规范》的要求。

【C】

1. 孕期检查内容包括健康教育与咨询指导、全身体格检查、产科检查及辅助检查，能提供规范要求的所有检查项目。

2. 采取多种方法系统地为服务对象进行孕期健康教育，其内容包括妊娠期生理与各期保健、孕期营养与体重管理、产前筛查及产前诊断的意义与时间、母乳喂养、孕妇自我监测胎动及异常症状的识别、促进自然分娩等。

3. 对服务对象的健康状况进行综合评估，遵守普遍性指导和个体化指导相结合的原则，对未发现异常的孕妇进行孕期保健指导。

4. 对高危孕妇实行专册登记管理并随访，监测、治疗妊娠合并症及并发症，必要时转诊。

5. 对服务对象提出的具体问题进行解答、提供信息和提出医学意见，帮助受检对象在知情的基础上做出适宜的决定。

【B】符合“C”，并

科室定期对孕期保健质量进行分析总结，并提出持续改进措施（近3年案例）。

【A】符合“B”，并

开展相关科研或推广新技术，并能将科研成果应用于孕期保健管理与诊治（近3年情况）。

【释义】

1. C1中“孕期检查内容”是指根据《孕产期保健工作管理办法》和《孕产期保健工作规范》的通知文件要求，孕期检查内容需齐全，包括健康教育与咨询指导、全身体格检查、产科检查及辅助检查，并对服务对象进行孕期健康教育，健康教育内容规范齐全，能做到同质化。健康教育质量评价可参考第二章第五节的有关内容。

2. C3中“对服务对象的健康状况进行综合评估”是指对每一位服务对象围绕母婴安全、出生缺陷防治等进行的健康教育咨询、体格检查、产科检查及辅助检查等孕期保健指导与综合评估，有全院统一发布的高危孕妇诊治技术规范和管理规范。发现的高危孕妇需登记并建立专案，且需进行随访，随访内容规范，要有记录；如为不能处理的高危孕妇，须转诊，要有转诊记录。

3. B中“科室定期对孕期保健质量进行分析总结”是指孕产保健部需每月对各项登记进行汇总和分析，并提出持续改进意见或措施。

4. A中“开展相关科研或推广新技术”是指针对本院高危因素、诊断、治疗、高危孕妇管理等开展科学研究，在本院、本市、本省进行科研立项，对取得的科研成果在高危妊娠防治与管理中进行应用。

五、条款【3.7.3.1】

按照卫生计生行政部门要求，建立孕期保健服务各种工作登记，及时准确地收集、统计相关信息，定期总结分析，掌握孕产妇的健康情况，确定孕期保健工作重点，提出对孕期保健服务工作的意见和建议。

【C】

1. 孕期保健服务各种工作登记种类齐全，填写规范，主要包括孕产妇保健手册、产前检查登记、高危妊娠登记及随访登记等。

2. 定期上报孕期保健相关报表。

3. 各项资料分类存档，保存完整。

【B】符合“C”，并

定期对孕期保健服务工作数据进行收集，总结分析，发现问题，提出改进意见和建议，有改进措施。

【A】符合“B”，并

持续改进工作质量有成效，对孕期保健效果进行追踪与反馈。

【释义】

1. C2 中“定期上报孕期保健相关报表”是指院内有孕期保健服务登记工作要求、规范的登记内容，每月对各项登记进行分类统计汇总，分析业务质量运行情况及重点人群构成情况，并按所属卫生行政部门的要求填写和上报相关报表，对所有工作登记与报表均进行分类存档保管。

2. A 中“持续改进工作质量有成效”是指针对分析发现的问题，会使用管理工具进行质量管理，找到问题的真正原因，制定有针对性的干预策略和措施并落实到工作中，干预有效果，并将有效措施反馈和培训到相关人员，实现质量持续改进，记载成功的案例。院职能部门、部内质控小组要对提出的改进措施或对策的执行、解决问题的效果进行追踪检查，督促落实。

第八节　产前诊断技术管理（可选）

本节由 10 个条款组成，释义条款 4 条。产前诊断技术管理如被当地卫生健康主管部门准入开展，则本节为必须做到；如未被当地卫生健康主管部门准入，本节则为不适用。本节主要考核开展产前诊断技术的机构及人员资质、产前诊断技术的项目、伦理要求、病历书写、资料及标本的管理、随访服务，强调产前诊断质量指标、质量文件及质量管理小组的质量控制。

“产前诊断技术管理（可选）”是指如取得省级卫生健康主管部门批准开展产前诊断技术服务，本节的所有条款均应按要求逐一落实。

一、条款【3.8.1.1】

机构取得产前诊断技术服务资质，医务人员取得母婴保健技术考核合格证书。

【C】

1. 开展产前诊断技术服务获得省级卫生计生行政部门批准文件。

2. 设有医学伦理委员会。

3. 从事产前诊断技术的卫生技术人员具有“母婴保健技术考核合格证书”。

【B】符合“C”，并

1. 可对胎儿进行先天性缺陷和遗传性疾病的诊断与筛查。对采用细胞遗传学技术可诊断的染色体病作出产前诊断。

2. 能开展遗传咨询、细胞遗传等产前诊断技术服务，采用细胞遗传学方法等国家认可的相关技术，对孕妇实施胎儿染色体检查。

3. 具备羊膜腔穿刺技术及相关设备器材。

【A】符合“B”，并

能开展分子遗传等产前诊断技术服务。

【释义】

1.“设有医学伦理委员会”是指院应设立医学伦理委员会（见条款【3.1.1.2】），该伦理委员会有职责任务，有履职痕迹。

2.“可对胎儿进行先天性缺陷和遗传性疾病的诊断与筛查”是指按《产前诊断技术管理办法》相关配套文件《开展产前诊断技术医疗保健机构的设置和职责》《开展产前诊断技术医疗保健机构的基本条件》《遗传咨询技术规范》《21 三体综合征和神经管缺陷产前筛查技术规范》和《胎儿染色体核型分析技术规范 》进行先天性缺陷和遗传性疾病的诊断与筛查、遗传咨询、细胞遗传及分子遗传等产前诊断技术服务。

二、条款【3.8.1.2】

产前诊断技术的覆盖面符合卫生计生行政部门规划要求。

【C】

1. 产前诊断技术的覆盖面符合卫生计生行政部门规划要求。

2. 依据《产前诊断技术管理办法》的要求，产前诊断以及具体技术服务项目与卫生计生行政部门核发的母婴保健技术服务执业许可证中的诊疗范围一致。

【B】符合“C”，并

科室对所有开展产前诊断技术的质量、安全、适宜性有定期效果、效益分析和评价。

【A】符合“B”，并

相关职能部门对所提供产前诊断技术的质量和安全有监督、问题分析及反馈，有数据或实例显示对存在问题的持续改进有成效。

【释义】

1. C1 中“产前诊断技术的覆盖面符合卫生计生行政部门规划要求”是指产前诊断机构提供的产前诊断以及具体技术服务项目与卫生健康主管部门核发的母婴保健技术服

务执业许可证中的诊疗范围一致。

2. B 中“科室对所有开展产前诊断技术的质量、安全、适宜性有定期效果、效益分析和评价”是指开展产前诊断技术的科室每月应根据其他基础登记及各有关病例资料进行产前诊断技术质量、安全、适宜性等分析评价，判断效果和分析效益。

3. A 中“相关职能部门对所提供产前诊断技术的质量和安全有监督、问题分析及反馈，有数据或实例显示对存在问题的持续改进有成效”是指职能部门（医务部、保健部、质控部等）对所提供产前诊断技术的质量和安全性进行监督，利用质量管理工具针对分析发现的问题或工作重点在部内进行通报、反馈，提出改进措施，对问题的改进进行追踪和落实，有实例显示对存在问题的持续改进有成效。

三、条款【3.8.2.2】

对异常胎儿处理有制度保障。

【C】

1. 对异常胎儿处理和随访有规章制度，并执行。
2. 处理前履行告知义务，并签署知情同意书，符合伦理要求。
3. 对需要特殊处理的孕产妇的引产必须符合当地卫生计生行政部门的规定。

【B】符合“C”，并

1. 科室对监管中存在的问题与缺陷有具体改进措施。
2. 相关职能部门对制度执行情况有监管，对存在的问题和缺陷有反馈意见。

【A】符合“B”，并

相关职能部门有数据或实例证实有持续改进成效。

【释义】

C3 中“需要特殊处理的孕产妇”是指进行产前诊断后发现有胎儿异常的孕妇。根据《产前诊断技术管理办法》第三章第二十四条，对此孕妇继续妊娠和终止妊娠可能出现的结果及进一步的处理意见应以书面形式告知孕妇。需要引产的孕妇，必须符合当地卫生健康主管部门的规定。

四、条款【3.8.2.4】

规范书写产前诊断的病历。

【C】

1. 产前诊断病历应符合《病历书写基本规范》。
2. 有相关制度和程序，规范产前诊断病历书写。

【B】符合“C”，并

相关职能部门对产前诊断病历书写有检查，有反馈点评。

【释义】

C1 中“产前诊断病历应符合《病历书写基本规范》”是指开展产前咨询及遗传咨询门诊、进行产前诊断手术操作等需要按《病历书写基本规范》的要求进行病历书写和管理。

第九节　人类辅助生殖技术管理（可选）

本节由 4 个条款组成。人类辅助生殖技术管理如被当地卫生健康主管部门准入开展，则本节为必须做到；如未被当地卫生健康主管部门准入，本节则为不适用。本节主要考核开展人类辅助生殖技术的机构和人员资质、管理制度、适应证、禁忌证、诊疗规范和操作常规、伦理要求、病历书写、技术档案的管理和随访服务。

第十节　高危孕产妇管理

本节由 4 个条款组成，释义条款 2 条。高危孕产妇是进行孕期保健服务时发现的重点人群。本节主要考核高危孕产妇管理的制度、技术规范、人员职责、服务流程的建立与实施；强调设立高危孕产妇门诊，有本院的高危孕产妇定义，对高危孕产妇建立专案并进行连续、动态管理与随访服务；危重孕产妇救治绿色通道畅通，院内各科室提供服务流畅；高危孕产妇识别与救治培训有针对性，院内开展孕产妇危重症评审。

一、条款【3.10.1.1】

依据各级卫生计生行政部门发布的有关工作和技术规范，制定高危孕产妇管理相关制度、人员职责、工作流程和重点部门质量管理措施。

【C】

1. 落实各级卫生计生行政部门发布的有关孕产期保健、高危孕产妇管理工作的要求和技术规范，有高危孕产妇管理制度、人员职责、工作流程。

2. 高危孕产妇管理关键环节（如筛查、接诊与转诊、救治、随访、宣教等）有工作指标及工作流程。

3. 为高危孕产妇提供连续服务，孕期保健门诊、高危孕产妇门诊、急诊科、产房、产科病房、手术室、重症监护病房、新生儿病房、产后门诊等相关部门衔接流畅。

4. 对各相关科室医护人员进行管理制度、技术规范、工作流程等培训，相关医护人员掌握并遵循。

【B】符合“C”，并

1. 孕产保健部至少每月有一次常规质量安全检查，并根据检查结果持续改进质量安全管理。

2. 管理制度、技术规范、工作流程知晓率≥90%。

【A】符合“B”，并

相关职能部门履行监管职责，有分析、反馈，有改进措施。

【释义】

1. C2 中“高危孕产妇管理关键环节”是指孕期检查时的筛查环节、接诊与转诊环节、救治环节、随访环节、宣教环节等。“工作指标”主要指高危孕产妇的检出率、转诊率、危重孕产妇抢救占高危孕产妇的比例、高危孕产妇的随访率等。“工作流程”主要指高危孕产妇筛查的流程、接诊与转诊流程、救治流程、随访流程、宣教流程等。

2. C3 中“为高危孕产妇提供连续服务”是指高危孕产妇在院内孕期保健门诊、高危孕产妇门诊、急诊科、产房、产科病房、手术室、重症监护病房、新生儿病房、产后门诊等部门服务畅通、信息共享、不重复检查等。

3. A 中“相关职能部门履行监管职责，有分析、反馈，有改进措施”是指保健部、医务部、护理部等职能部门对高危孕产妇管理制度、人员职责、技术规范知晓和执行等进行监管，监管有痕迹，对监管发现的问题有分析、有反馈并提出改进措施。

二、条款【3.10.2.1】

开设高危孕产妇门诊，有主要病种诊疗常规，对高危孕产妇实行专案管理。(★)

【C】

1. 有高危孕产妇门诊，由具备主治医师以上职称的专职人员负责，工作职责明确。

2. 有高危孕产妇筛查制度、服务流程(孕产保健→分娩期保健→产褥期保健的连贯服务流程)。

3. 对“高危孕产妇”有明确的定义，有主要病种诊疗常规，包括妊娠期高血压疾病、妊娠期贫血、前置胎盘、胎盘早剥、胎膜早破、妊娠期糖尿病、早产、胎儿宫内窘迫、羊水过少、常见的妊娠期合并内外科疾病以及产后抑郁症等。

4. 实行高危妊娠首诊负责制，组建由主管院长、医务处(科)、产科、妇科、新生儿科、产前诊断、麻醉、医技等有关科室业务骨干组成的危重孕产妇抢救小组，接受高危孕妇的转诊。

5. 高危孕妇由主治医师以上职称的医师负责监护、治疗、入院，防范突发事件。

6. 为高危孕产妇建立专案，有高危孕产妇随访工作记录。

【B】符合“C”，并

1. 定期对工作进行总结分析，发现问题，提出改进措施。

2. 高危孕产妇管理率≥95%。

【A】符合“B”，并

相关职能部门定期检查考核，对存在的问题与缺陷有改进措施。

【释义】

1．C3 中“对‘高危孕产妇’有明确的定义”是指对高危孕产妇进行定义时要与院内及辖区高危孕产妇管理有机结合。针对本院以往接诊的情况，确定本院自己的高危孕产妇定义，在定义本院的高危孕产妇时应与国家针对高危孕产妇管理与救治的要求保持一致。根据本院高危孕产妇的定义，在孕产保健、分娩期保健、产褥期保健等各个环节有高危孕产妇筛查制度、服务流程且应连贯提供服务。

2．C6 中“为高危孕产妇建立专案，有高危孕产妇随访工作记录”是指针对本院定义的高危孕产妇均要建立专案，并对高危孕产妇进行随访，随访应有记录。

3．B2 中“高危孕产妇管理率”是指本院的高危孕产妇管理率，计算公式分子为本院纳入高危孕产妇专案管理的人数（要素主要包括建立高危孕产妇专案，有专人管理，进行了随访管理，有妊娠结局等），分母为同期在本院建档孕妇中检出的高危孕产妇人数，数据来源于本院的高危孕产妇管理登记、母子健康手册、门诊登记。

4．B1 中“定期对工作进行总结分析，发现问题，提出改进措施”是指质量管理小组至少每月要对本院的高危孕产妇进行汇总和分析，针对发现的问题要提出改进措施，改进措施应体现在下个月的工作计划中。

第十一节　分娩管理

本节由 19 个条款组成，释义条款 6 条。主要考核助产机构应具备法定资质，建立分娩质量管理制度、风险管理制度和程序；从事助产服务的人员应取得资质，掌握分娩处理诊疗技术并定期进行能力评价；分娩室的布局、设施、设备、药品符合要求；严格控制非医学需要的剖宫产；强调急诊剖宫产管理规范、流程和时效性；强调对危重孕产妇的救治要求、管理制度、流程、技术规范与评估；严格“出生医学证明”管理。

一、条款【3.11.1.1】

机构和相关人员按照《中华人民共和国母婴保健法》及其实施办法以及卫生计生行政部门有关规定取得相应资质。

【C】

1. 机构具备卫生计生行政部门核准的相关资格。

2. 助产技术人员取得“母婴保健技术考核合格证书”。

3. 分娩室“24 小时 ×7 天”服务，每例接产时必须有 2 名以上助产技术人员在场，高危妊娠分娩时必须有产科医师和新生儿医师在场。

4. 相关助产人员知晓本岗位的履职要求。

【B】符合“C”，并

1. 每年对已经取得“母婴保健技术考核合格证书”的助产人员进行能力与安全评

价，有记录。

2. 助产人员有继续教育培训计划和执行记录。

【A】符合“B”，并

有相应的管理组织及主管职能部门监管。

【释义】

B1 中“每年对已经取得‘母婴保健技术考核合格证书’的助产人员进行能力与安全评价，有记录”是指院对已经取得“母婴保健技术考核合格证书”的助产人员的助产服务数量、质量、业务能力、不良事件、投诉等进行评估。“进行能力与安全评价，有记录”是指科室和职能部门对已经取得“母婴保健技术考核合格证书”的助产人员过去1 年开展助产工作的数量、质量进行评价，并对相关理论知识、操作进行考核。

二、条款【3.11.2.1】

有助产管理和分娩质量管理相关制度和人员职责，制定分娩管理质量和持续改进方案并落实。

【C】

1. 有各项助产管理和分娩质量管理的相关工作制度及执行记录，有专人负责。

2. 相关助产人员知晓本岗位的管理制度要求。

3. 根据相关法律法规、规章制度和相关标准，结合本院实际，制订分娩质量和持续改进方案。

【B】符合“C”，并

1. 由副主任医师以上职称的医师负责产房质量管理。

2. 科室至少每季度对方案执行和制度落实进行考核评价，有记录。

3. 对考核结果进行分析，并提出改进措施。

【A】符合“B”，并

科室有定期检查的结果，有持续改进的事实。

【释义】

C3 中“根据相关法律法规、规章制度和标准，结合本院实际，制定分娩质量和持续改进方案”是指根据本院以往分娩质量与存在的问题，分析问题背后的根本原因，制定有效干预措施，据此不断完善各项制度、工作流程、主要指标、技术规范、考核标准等，通过不断发现问题、解决问题，持续改进服务。

三、条款【3.11.3.2】

有产程中所需物品、药品、抢救包、抢救流程图和急救设备，固定位置，定期检查维护，及时补充和更换。

【C】

1. 有产程中所需物品、药品、抢救流程图和急救设备的管理制度。

2. 配备专门抢救包（如产后出血抢救包包括宫纱、气囊填塞器具等，子痫抢救包，羊水栓塞抢救包等）、长效宫缩剂、新生儿T-组合复苏器及中心静脉留置管等器材。

3. 分娩室设备、急救药品齐全，满足分娩操作的需要，固定位置，定期检查维护，及时补充和更换，有定期检查维护记录。

4. 相关人员熟悉本部门管理要求，熟悉药品及急救设备位置及性能。

【B】符合“C”，并

1. 配备专门的仪器维修人员、维护手册。

2. 科室有每月定期检查产程中所需物品、药品和急救设备的记录，对问题与缺陷有改进措施。

【A】符合“B”，并

有事实与记录证实主管的职能部门（医务处/科、护理部、药剂科、设备科等）对问题与缺陷改进效果有评价、有记录。

【释义】

B1中“配备专门的仪器维修人员、维护手册”是指院有专人负责分娩室、抢救室内各项仪器、设备的维修保养，有维护保养手册，有维护保养记录。

四、条款【3.11.5.4】

实施剖宫产过程质量控制（指标详见本细则第六章第四节）。(★)

【C】

1. 将剖宫产过程质量指标作为规范诊疗行为的重要措施。

2. 有控制剖宫产的相关保障制度与工作流程，相关医师知晓并遵循。

3. 非医学需要剖宫产率控制在10%以下。

4. 有术前、术中、术后护理保障措施，提供健康教育服务。

【B】符合“C”，并

1. 至少每月一次对剖宫产过程质量指标执行力进行评价。

2. 对存在的问题与缺陷有改进措施。

3. 近3年非医学需要剖宫产率呈逐年下降。

【A】符合“B”，并

1. 职能管理部门对问题与缺陷改进措施的成效有评价。

2. 用结构质量、过程质量、结果质量指标实施剖宫产质量控制。

【释义】

1. C1中“将剖宫产过程质量指标作为规范诊疗行为的重要措施”是指剖宫产术前

风险评估、手术指征与手术方式、抗菌药物选择与应用时机、新生儿Apgar评分、产后出血量评估、手术后并发症、剖宫产术的健康教育、手术切口、满意度评价等环节的措施。

2．C3中“非医学需要剖宫产率”计算公式，分子为非医学需要剖宫产活产数，分母为同期住院分娩的活产数。

3．A2中“用结构质量、过程质量、结果质量指标实施剖宫产质量控制”的结构质量主要包括建立科内质量管理小组，制定制度、职责、工作流程、技术规范、考核方案等；过程质量主要包括质量管理小组开展活动、评估诊断过程、评估治疗过程、评估并发症处理、保障服务对象权益、实施患者安全目标等；结果质量主要包括剖宫产率、非医学需要剖宫产率、阴道助产率、会阴侧切率、无指征人工破膜率、转行剖宫产率、新生儿窒息率等。

五、条款【3.11.8.1】

抢救床位满足抢救需求，设备、药品处于完好备用状态，医护人员能够熟练、正确使用各种抢救设备。

【C】

1. 有危重症救治室，抢救床位数至少为产科床位数的5%。

2. 危重症救治室配置的设备、药品能满足对危重孕产妇的救治需要。至少配备但不限于以下设备：床旁监护系统/床、便携式监护仪、呼吸机/床（或便携式呼吸机）、输液泵和微量注射泵/床、心电图机、除颤仪、心肺复苏抢救装备车（车上备有喉镜、气管导管、各种管道接头、急救药品以及其他抢救用具等）等。

3. 储备的药品、一次性医用耗材的管理和使用有规范与流程、有记录。

4. 对医护人员使用各种抢救设备有培训和考核。

5. 设备处于备用状态，有维护监测记录，并有明确标识。

【B】符合“C”，并

医护人员能够熟练、正确使用各种抢救设备。

【A】符合“B”，并

1. 能通过信息系统及时获得医学影像的检查结果。

2. 相关职能部门对制度执行有监管，并持续改进。

【释义】

“有危重症救治室”是指在本院有针对危重孕产妇的抢救室或MICU，不一定是在产房有危重症救治室。

六、条款【3.11.8.2】

人员熟练掌握心肺复苏指南的操作技能，定期评价对紧急事件处理的反应性。

【C】

1. 有定期全员心肺复苏技能考核与评价制度和程序。

2. 熟练掌握心肺复苏指南的操作技能。

3. 有心肺复苏技能考核与评价记录。

【B】符合“C”，并

1. 定期评价对紧急事件处理的反应性。

2. 有记录证明相关职能部门已履行了监管责任。

3. 对存在的问题与缺陷有记录，有改进。

【释义】

“定期评价对紧急事件处理的反应性”是指对危重孕产妇抢救处理、心肺复苏等紧急事件进行总结分析，对事件处理的响应时效性、科室间的协作配合、操作规范等进行评价。

第十二节　促进自然分娩

本节由3个条款组成，释义条款2条。主要考核院对促进自然分娩、减少非医学需要剖宫产的管理制度、工作机制及健康教育工作的开展，重点考核促进自然分娩的工作措施与助产士配备及稳定助产士队伍的政策。

一、条款【3.12.1.1】

有促进自然分娩、降低非医学需要剖宫产率的相关制度和工作机制，明确人员职责，开展定期评估，控制剖宫产率。

【C】

1. 有促进自然分娩、降低非医学需要剖宫产率的相关制度和工作机制，人员职责明确。

2. 有促进自然分娩的具体措施，有明确的质量管理目标，明确各相关部门质量管理职责，并落实。

3. 有质量管理考核标准，并实施考核。

【B】符合“C”，并

科室每月检查，对问题与缺陷有分析、总结、反馈及改进措施。

【释义】

“有促进自然分娩、降低非医学需要剖宫产率的相关制度和工作机制”是指本院有促进自然分娩、降低非医学需要剖宫产率的管理制度、工作程序、考核要求等，相互有机联系并能有效运转。

二、条款【3.12.2.1】

按规定配备助产士，保障助产士队伍的稳定。对助产人员进行定期培训。

【C】

1. 按照国家相关规定配备助产士，有稳定助产士队伍的相关政策。
2. 有助产人员促进自然分娩的专题培训计划与考核制度。
3. 有与培训相适宜的技能培训设施和设备。

【B】符合“C”，并

1. 定期对助产士工作负荷、队伍稳定性进行评估、分析、总结并提出改进措施。
2. 落实培训及考核计划，助产人员接受培训率100%。

【A】符合“B”，并

1. 有培训及考核结果的分析、总结，实施改进措施，有成效。
2. 助产人员考核合格率100%。

【释义】

“定期对助产士工作负荷、队伍稳定性进行评估、分析、总结并提出改进措施”是指院定期对助产士接产数量、陪伴分娩的时间、工作强度、抢救频次、晚夜班频次、助产士转行等情况进行评估。

第十三节　促进母乳喂养

本节由7个条款组成，释义条款1条。主要考核院落实爱婴医院相关管理规定，包括爱婴医院领导小组、管理制度、质量评价体系、独立哺乳区设置、母乳喂养培训与健康教育、孕妇学校、母乳喂养咨询室、配奶间的设置与实施，以及预防处理呛奶窒息的措施。

一、条款【3.13.1.2】

应设独立哺乳区，满足就诊对象的哺乳需求。

【C】

1. 门诊就诊区设置一定数量的独立哺乳区，满足就诊对象的哺乳需求，标示醒目。
2. 哺乳区内配备基本设施及哺乳必要设备，如洗手池、座椅、打包台、遮挡帘等。
3. 哺乳区的设立应该符合消毒隔离要求。
4. 有哺乳区的管理制度，并有专人负责，并落实。

【释义】

"门诊就诊区设置一定数量的独立哺乳区"是指至少在儿童保健门诊、产后保健门诊等设置哺乳区，能满足需要哺乳的就诊对象在就诊场所进行哺乳。

第十四节　新生儿病房和新生儿重症监护室管理

本节由 12 个条款组成，释义条款 3 条。主要考核新生儿病房和新生儿重症监护室的设置分区、面积大小、设备设施配备、人员配备与资质和能力要求、新生儿重症监护室危重程度评估，管理制度、诊疗规范的制定与落实，多学科联合查房与会诊。

一、条款【3.14.1.6】

医护人员经过儿科及重症医学相关专业理论和技术培训并考核合格。

【C】

1. NICU 医护人员经过儿科及重症医学相关专业理论和技术培训并考核合格。

2. NICU 医生应掌握新生儿常见危重疾病的诊疗常规，熟练掌握新生儿复苏、气管插管、穿刺等常用技术。

3. 护士应熟练掌握暖箱、辐射抢救台、微量输液泵以及生命体征监护仪等设备的应用。

4. 医护人员接受规范化的培训并考核合格方可上岗。

5. 每位医护人员有考核记录。

【B】符合"C"，并

1. NICU 医生应能熟练掌握呼吸机应用、换血、肠道外营养等专科技术。

2. NICU 护士应熟练掌握高危新生儿和早产儿护理、PICC[1] 维护技术等专科护理技术。对从事 PICC 置管操作实行准入授权管理。

3. 每年均定期考核，对考核不合格者有再培训的记录。

4. 2008 年后上岗的 NICU 护士取得 ICU 专科护士培训资格证的比例 ≥ 70%。

【A】符合"B"，并

2008 年后上岗的 NICU 护士取得 ICU 专科护士培训资格证的比例 ≥ 80%。

【释义】

1. "NICU 医护人员经过儿科及重症医学相关专业理论和技术培训并考核合格"是指在 NICU 的医生、护士均要经过儿科、重症医学等相关专业理论和技术培训，进行培训的单位应是国家、省市级认可或指定的培训基地或机构，或者是本专业能力和水平较

[1] PICC 即经外周静脉置入中心静脉导管。

强的机构，培训后进行考核，有进修证书或合格证书。

2．“2008年后上岗的NICU护士取得ICU专科护士培训资格证”是指2008年后上岗的NICU护士应是具备2年以上临床护理工作经验的注册护士，经过重症监护（ICU）护士培训并取得培训资格证。

二、条款【3.14.2.1】

新生儿重症监护室的患者入住、出科符合指征。实行病情“危重程度评估”。（★）

【C】

1. 有新生儿入住、出科指征。

2. 实行患者病情“危重程度评估”，有方法、有标准。

3. 患者病情“危重程度评估”结果记入病历，符合危重评分标准的危重患者比例＞50%。

【B】符合“C”，并

1. 病情评估，符合危重评分标准的危重患者比例＞60%。

2. 死亡率低于2%。

3. 严重并发症发生率低于10%。

4. 早产儿视网膜病在早产儿中发生率低于5%。

【A】符合“B”，并

1. 科室至少每季评价收住新生儿的适宜性，并以患者病情“危重程度评估”结果评价临床诊疗质量。评价改进措施的有效性。

2. 符合危重评分标准的危重患者比例＞80%。

【释义】

“实行患者病情‘危重程度评估’，有方法、有标准”是指对入住新生儿重症监护室的新生儿应进行危重程度评估。危重程度评估可参考中华医学会儿科学分会急诊学组、新生儿学组制定的《新生儿危重病例评分法（草案）》（70～90分为危重，＜70分为极危重），或根据本院实际情况制定的危重程度评估标准或方案。

第十五节　儿童保健管理

本节由6个条款组成，释义条款1条。主要考核儿童保健服务工作开展遵循《全国儿童保健工作规范（试行）》，制定本院的制度、职责、诊疗常规、操作规程且均能有效执行和实施，能诊断儿童保健领域中的精神发育迟滞、广泛性发育障碍、行为障碍性疾病（注意缺陷多动障碍）、语言障碍、睡眠障碍、儿童遗传性疾病、生长偏异等情况并能开展干预和治疗；强调基础登记规范，并定期进行分析。

一、条款【3.15.1.2】

儿童保健服务场所相对独立分区，布局合理，设施、设备符合《全国儿童保健工作规范（试行）》要求。

【C】

1. 门诊区域范围≥ 500m²，儿童保健门诊与疾病门诊严格分区、流向合理，有分诊区和候诊区，符合儿童特点。

2. 科室标识规范，服务流程清楚，设施、设备符合《全国儿童保健工作规范（试行）》标准要求。

3. 专科门诊的设置应与《全国儿童保健工作规范（试行）》的要求一致，即设置儿童营养门诊、生长发育门诊、儿童心理卫生门诊、高危儿童管理门诊等，有测量区和完善的体格评价工具。

【B】符合“C”，并

1. 候诊区设施符合儿童特点，有≥ 10m² 的哺乳区，有≥ 50m² 的婴幼儿活动区。

2. 有≥ 20m² 的科学育儿宣教室，有健康教育宣传栏、视频、宣传折页等多种健康教育形式。

【A】符合“B”，并

提供“一站式”服务，儿童保健服务基本检查、评估及收费等均在科室场地范围内完成。

【释义】

1.“门诊区域范围≥ 500m²”是指儿童保健服务门诊区，不包括儿童疾病门诊的儿童保健专业门诊用房面积，主要有儿童生长发育门诊、儿童营养门诊、儿童心理卫生门诊、儿童康复门诊、眼保健门诊、听力保健门诊、口腔保健门诊、健康教育室等。“儿童保健门诊与疾病门诊严格分区、流向合理，有分诊区和候诊区，符合儿童特点”是指院有分诊区首先将疾病人群与健康人群分开，互相不交叉，在儿童保健门诊布置上要体现儿童的童趣和儿童行为特点。

2.“提供‘一站式’服务，儿童保健服务基本检查、评估及收费等均在科室场地范围内完成”是指提供儿童保健服务时，服务流程简单明了、方便、快捷，能在一个区域内完成检查、评估及收费等。

第十六节　高危儿童管理

本节由 4 个条款组成，释义条款 1 条。高危儿童是进行儿童保健服务时发现的重点人群。本节主要考核院内高危儿童管理的制度、工作常规、人员职责、工作流程的建立与实施；强调设立高危儿童专科门诊，有本院的高危儿童定义，对高危儿童建立专案并进行连续、动态管理与随访服务；强调高危儿童识别与救治的培训有针对性。

一、条款【3.16.2.2】

对高危儿童建立专案，有专人负责，并进行追踪随访管理。(★)

【C】

1. 对高危儿童有明确的定义，建立专案，有随访制度。

2. 指定部门或专职人员负责高危儿童随访专科档案管理。

【B】符合“C”，并

1. 定期收集高危儿童随访专科档案相关资料信息，汇总分析高危儿童早期发育的主要或重点问题，并提出改进措施，不断提高高危儿童随访服务质量。

2. 高危儿童管理率≥95%。

【A】符合“B”，并

相关职能部门定期检查考核，对存在的问题与缺陷有改进措施。

【释义】

1.“对‘高危儿童’有明确的定义”是指针对本院以往接诊的情况，确定本院自己的高危儿童定义，在定义本院的高危儿童时可以结合原国家卫生计生委下发的《儿童心理保健技术规范》中高危儿童管理的对象来制定。根据本院高危儿童的定义，建立专案，有专人来管理和随访。

2.“定期收集高危儿童随访专科档案相关资料信息，汇总分析高危儿童早期发育的主要或重点问题，并提出改进措施，不断提高高危儿童随访服务质量”是指对高危儿童专案每月进行汇总，针对高危儿童早期发育的主要或重点问题进行分析，提出高危儿童健康影响因素、高危儿童管理服务等方面的改进措施。

3.“高危儿童管理率”是指本院的高危儿童管理率，计算公式的分子为本院接受高危儿童专案管理的人数，分母为同期在本院接受常规体检的0～6岁儿童中高危儿童的总数。数据来源于本院的高危儿童登记、随访登记。

第十七节　妇女保健管理

本节由5个条款组成，释义条款1条。主要考核院内妇女保健管理的制度、工作规范、人员职责、服务常规、主要疾病的诊疗常规、操作规程；强调妇女保健从业人员的资质、培训，解决本专业疑难问题的能力等方面；强调基础登记规范，进行分类登记和随访，并定期进行分析。

一、条款【3.17.2.3】

能解决本专业的妇女保健疑难问题，给予规范的治疗和指导。

【C】

1. 妇女保健医生应掌握本专业疑难病种的诊断标准和评估方法，包括盆底功能障碍性疾病、不孕症、妇科内分泌疾病等，并按临床指南或诊疗常规开展筛查和诊疗工作，制订干预措施及治疗方案。

2. 有高级职称医师诊治相关疑难病。

【B】符合“C”，并

1. 有妇女保健疑难问题会诊、转诊制度并有执行记录。

2. 由主任医师负责诊疗疑难病例。

【A】符合“B”，并

主持并开展相关科研，并能将科研成果应用于本专业疑难病种的诊治。

【释义】

1.“能解决本专业的妇女保健疑难问题”是指在盆底功能障碍性疾病、不孕症、妇科内分泌疾病等方面有指南、诊疗常规并按其开展筛查和诊疗工作，同时制订干预措施及治疗方案。有副高级职称及以上的医师进行诊治。

2.“有妇女保健疑难问题会诊、转诊制度并有执行记录”是指建立了本院妇女保健疑难问题会诊、转诊制度，执行制度时均应规范填写记录。

第十八节　计划生育技术服务管理

本节由 7 个条款组成。主要考核院内开展计划生育技术服务需要建立的工作制度、岗位职责、诊疗常规、操作规程等；强调业务用房、设施设备的配备，计划生育技术服务从业人员的资质、培训，提供避孕节育知识健康教育及咨询服务；重点考核禁止非医学需要的胎儿性别鉴定和选择性别人工终止妊娠；强调基础登记及报表上报。

第十九节　妇女儿童营养保健管理

本节由 6 个条款组成，释义条款 2 条。针对妇女儿童营养保健，院内必须开设妇女营养门诊和儿童营养门诊，能提供妇女营养和儿童营养保健服务。本节主要考核院内妇女儿童营养保健的工作制度、工作常规、岗位职责、操作规程、转诊流程；强调建立并实施妇女儿童营养方面的转介服务，对住院的妇女儿童提供营养评估、查房、会诊；强调对妇女儿童营养性疾病的重点人群建立专案，并进行干预评估和追踪随访，同时提供个性化的健康教育服务。

一、条款【3.19.1.2】

有妇女儿童营养保健服务的转介机制和流程。

【C】

1. 院内有妇女儿童营养保健服务的转介服务工作要求、制度和转介流程。

2. 各业务科室有转介服务工作登记、接受登记。

【B】符合“C”，并

科室每季度有转介服务工作量、内容等情况的统计和分析。

【A】符合“B”，并

相关职能部门对转介服务有监督检查，不断完善转介服务流程。

【释义】

“转介服务”是指院内各临床科室（住院和门诊）向保健专科如营养、心理、康复、中医等科室转送介绍亚健康和健康服务对象进一步接受保健服务的过程，也是各保健专科在为服务对象提供保健服务的过程中发现高危或疾病对象，向临床科室转送介绍以接受临床诊疗服务的过程。目的是让服务对象得到优质、系统、连续、动态的医疗保健服务，这也是保健和临床相结合的纽带与途径。主要要素包括转介单、转介登记等。

二、条款【3.19.3.2】

对重点人群提供个性化的营养健康教育服务。

【C】

1. 由经过培训的人员提供标准化的宣教内容，并纳入孕妇学校、家长学校、育儿学校的教学内容。

2. 对重点人群提供诊断膳食、治疗膳食等服务，并进行个性化的营养与健康宣传教育服务。

3. 对重点人群中的住院对象在出院时提供个性化膳食营养指导。

4. 与医护人员进行良好的沟通，为医护人员提供临床营养学信息。

【B】符合“C”，并

1. 有多种形式的疾病营养指导、营养健康教育资料。

2. 定期召开各种形式座谈会，征求医务人员和患者、家属的意见，及时进行总结分析。

3. 住院患者治疗膳食就餐率≥60%。

【A】符合“B”，并

1. 有持续性的改进措施。

2. 住院患者治疗膳食就餐率≥ 80%。

【释义】

1．“重点人群”是指妊娠期糖尿病孕妇、更老年期妇女、早产儿、低出生体重儿、营养不良和单纯性肥胖儿童等营养性疾病患者，或需要进行膳食营养指导的患者。

2．“住院患者治疗膳食就餐率”计算公式的分子为重点人群中提供治疗膳食的人数，分母为同期重点人群出院患者人数（妊娠期糖尿病孕妇、更老年期妇女、早产儿、低出生体重儿、营养不良和单纯性肥胖儿童等）。

第二十节　妇女儿童心理保健管理

本节由 7 个条款组成，释义条款 1 条。针对妇女儿童心理保健，院内必须开设有妇女心理门诊和儿童心理门诊，能提供妇女心理和儿童心理保健服务。本节主要考核院内妇女儿童心理保健的制度、人员职责、诊疗常规、操作规程、转诊流程；强调建立并实施妇女儿童心理方面的转介服务；要求提供妇女儿童心理服务的业务用房、配备设施设备及开展特定服务项目；强调对妇女儿童心理疾病的重点人群建立专案，并进行干预评估和追踪随访，同时提供个性化的健康教育服务。

一、条款【3.20.2.1】

有妇女、儿童心理卫生专科并配备与其规模相适应的专业人员。专业人员具备相应岗位的任职资格与能力。

【C】

1. 从事妇女儿童心理保健门诊的专业技术人员应取得相应的任职资格，相关医务人员知晓本岗位的职责。

2. 医务人员具备妇女儿童心理保健的知识与技能，掌握心理评估、康复训练、心理放松训练等基本技能。

【释义】

“从事妇女儿童心理保健门诊的专业技术人员应取得相应的任职资格”是指心理咨询师、心理治疗师、心理测验技术人员等，应具有心理学、教育学、医学专业本科及以上学历，或取得心理咨询师资格证书，或在心理卫生专业机构进修、学习、培训并取得合格证书。医务人员具备妇女儿童心理保健的知识与技能，掌握心理评估、康复训练、心理放松训练等基本技能即可。

第二十一节　妇女儿童康复治疗管理

本节由 7 个条款组成，释义条款 1 条。针对妇女儿童康复治疗，院内必须开设有妇女康复和儿童康复专科，能提供妇女康复治疗和儿童康复治疗服务。本节主要考核院内妇女儿童康复治疗的制度、人员职责、诊疗常规、操作规程、转诊流程；强调建立并实施妇女儿童康复方面的转介服务；强调对妇女儿童进行康复前后评估、提供康复治疗方案、规范治疗等；强调对妇女儿童康复的重点人群建立专案，并进行追踪随访，同时提供个性化的健康教育服务。

一、条款【3.21.2.3】

对妇女儿童康复治疗效果、舒适程度、愿望与意见、并发症等有评价。

【C】

1. 有工具对妇女儿童康复治疗效果、舒适程度、愿望与意见等进行评价。
2. 有妇女儿童康复医学科诊疗活动评价指标。
3. 有效落实预防并发症的具体措施。

【B】符合“C”，并

科室按照评价指标定期对妇女儿童康复治疗效果、舒适程度、愿望与意见、并发症进行评价、分析，有整改。

【A】符合“B”，并

妇女儿童康复治疗有效率≥ 90%，年技术差错率≤ 1%，诊疗记录书写合格率≥ 90%，设备完好率≥ 90%。

【释义】

1．“年技术差错率”计算公式，分子为妇女儿童康复治疗中发生差错的总例数，分母为同期住院妇女儿童接受康复治疗总人数。数据来源于医疗质量登记、康复治疗登记。

2．“诊疗记录书写合格率”计算公式，分子为妇女儿童康复治疗中诊疗记录书写合格人数，分母为同期住院妇女儿童接受康复治疗人数。数据来源于医疗质量登记、康复治疗登记。

3．“设备完好率”计算公式，分子为康复治疗设备功能正常的件数，分母为同期拥有康复治疗设备总件数。数据来源于设备及保养登记。

第二十二节　妇女儿童中医服务管理

本节由5个条款组成，释义条款1条。针对妇女儿童中医服务，院内必须开设有中医妇科和中医儿科，能提供妇女中医和儿童中医服务。本节主要考核院内妇女儿童中医服务的制度、岗位职责、诊疗护理常规、操作规程，强调建立并实施妇女儿童中医方面的转介服务，要求中药房设置符合《医院中药房基本标准》。

一、条款【3.22.4.1】

根据本院医疗保健服务需要，设置规范的中药房与中药煎药室。

【C】

1. 根据本院医疗保健服务需要，设置规范的中药房，符合《医院中药房基本标准》。

2. 有中药质量管理的相关制度，对采购、验收、贮存、调剂、煎煮等环节实行质量控制。

3. 无假劣药品，中药饮片质量合格率达100%。

【B】符合“C”，并

1. 中药饮片质量验收负责人应为具有中级以上职称和中药饮片鉴别经验的人员或具有丰富中药饮片鉴别经验的老药工。

2. 中药房负责人、煎药室负责人及煎药人员资质符合卫生计生行政部门要求。

3. 设置中药煎药室的，应符合《医疗机构中药煎药室管理规范》等要求。

4. 有鼓励培养中药人才、传承祖国中医药文化的制度与措施。

【A】符合“B”并

中药供应满足需求。

【释义】

1. 按照《医院中药房基本标准》设置中药房，煎药室的设置符合《医疗机构中药煎药室管理规范》等要求。

2. 假药：按照《中华人民共和国药品管理法》规定，有下列情形之一的，为假药：①药品所含成分与国家药品标准规定的成分不符的；②以非药品冒充药品或者以他种药品冒充此种药品的。有下列情形之一的药品，按假药论处：①国务院药品监督管理部门规定禁止使用的；②依照本法必须批准而未经批准生产、进口，或者依照本法必须检验而未经检验即销售的；③变质的；④被污染的；⑤使用依照本法必须取得批准文号而未取得批准文号的原料药生产的；⑥所标明的适应证或者功能主治超出规定范围的。

3. 劣药：《中华人民共和国药品管理法》对劣药的定义是“药品成分的含量不符合国家药品标准的，为劣药”。有下列情形之一的药品，按劣药论处：①未标明有效期或者更改有效期的；②不注明或者更改生产批号的；③超过有效期的；④直接接触药品的包装材料和容器未经批准的；⑤擅自添加着色剂、防腐剂、香料、矫味剂及辅料的；⑥其他不符合药品标准规定的。

4．煎药室应当由具备一定理论水平和实际操作经验的中药师具体负责煎药室的业务指导、质量监督及组织管理工作。煎药人员应当经过中药煎药相关知识和技能培训并考核合格后方可从事中药煎药工作。

第二十三节　手术治疗管理

本节由11个条款组成，释义条款6条。本节为规范手术治疗活动提出了明确的管理要求：①手术医师要具有相应的手术资质，能胜任相应级别手术操作；②要做好术前病情评估与术前讨论并制订相应的手术计划；③术前做好手术的知情同意，要说明手术指征、手术风险与利弊、手术方式、是否输血、抗生素的使用、高值耗材的使用与选择、可能的并发症及其他可供选择的诊疗方法等；④对重大手术要履行审批手术；⑤术中做好手术安全核查；⑥术后做好复苏与并发症防治；⑦严格控制非计划再次手术的发生。

一、条款【3.23.1.1】

有手术医师资格分级授权管理制度与规范性文件。

【C】

1. 手术分级授权管理，实施能力评价，落实到每一位手术医师，公示名单。
2. 手术医师的手术权限与其资格、能力相符。
3. 手术医师均知晓，执行率100%。
4. 计划生育手术医师还须取得“母婴保健技术考核合格证书”。

【B】符合“C”，并

科室建立医师技术操作及手术档案，记录每位医师的手术名称、职位、例数、并发症、预防性抗菌药使用、输血量及非计划再次手术发生情况等信息，为定期手术医师资格和能力评价与再授权提供依据。

【A】符合“B”，并

相关职能部门履行监管职责，根据监管情况，对授权情况实施动态管理。

【释义】

1．“手术”是指医疗机构及其医务人员使用手术器械在人体局部进行操作以获取或去除病变组织、修复损伤、移植组织或器官、植入医疗器械、缓解病痛、改善机体功能或形态等为目的诊断或者治疗措施（包括介入、内镜等）。

2．“手术医师”是手术的主要操作人，是主要负责设计整个手术流程并主导手术进程和结果的医师。在工作中，上台进行手术操作的医生根据分工不同分为主刀、一助、二助等，本标准实施细则中的手术医师对应为主刀医生。

3．手术分级：根据风险性和难易程度不同，手术分为四级。一级手术是指风险较低、过程简单、技术难度低的手术，二级手术是指有一定风险、过程复杂程度一般、有一定技术难度的手术，三级手术是指风险较高、过程较复杂、难度较大的手术，四级手术是指风险高、过程复杂、难度大的手术。择期手术患者，需要全身麻醉（含基础麻醉）或者需要输血时，其手术级别相应提升一级。各保健院可根据本院的实际情况进行调整。

4．“手术分级管理制度”指为保障患者安全，按照手术风险程度、复杂程度、难易程度和资源消耗不同，对手术进行分级管理的制度。要满足以下基本要求：①按照手术风险性和难易程度不同，手术分为四级。具体要求按照国家有关规定执行。②应当建立手术分级管理工作制度和手术分级管理目录。③应当建立手术分级授权管理机制，建立手术医师技术档案。④应当对手术医师能力进行定期评估，根据评估结果对手术权限进行动态调整。

二、条款【3.23.2.1】

有患者病情评估与术前讨论制度。

【C】

1. 有患者病情评估制度，在术前完成病史、体格检查、影像与实验室资料等综合评估。

2. 有术前讨论制度。根据手术分级和患者病情，确定参加讨论人员及内容。内容包括：

（1）患者术前病情评估的重点范围；

（2）手术风险评估；

（3）术前准备；

（4）临床诊断、拟施行的手术方式、手术风险与利弊；

（5）明确是否需要分次完成手术等。

3. 对相关岗位人员进行培训。

【B】符合“C”，并

对术前讨论有明确的时限要求并记录在病历中。

【A】符合“B”，并

相关职能部门对制度落实情况定期检查，并有分析、反馈和整改措施，改进有成效。

【释义】

1．患者病情评估制度参见条款【3.4.1.1】。

2．“术前讨论制度”指以降低手术风险、保障手术安全为目的，在患者手术实施前，医师必须对拟实施手术的手术指征、手术方式、预期效果、手术风险和处置预案等进行讨论的制度。应满足以下基本要求：①除以紧急抢救生命为目的的急诊手术外，所有住院患者手术必须实施术前讨论，术者必须参加。②术前讨论的范围包括手术组讨论、医师团队讨论、病区内讨论和全科讨论。临床科室应当明确本科室开展的各级手术术前讨论的范围并经医疗管理部门审定。全科讨论应当由科主任或其授权的副主任主持，必要时邀请医疗管理部门和相关科室参加。患者手术涉及多学科或存在可能影响手术的合并症的，应当邀请相关科室参与讨论，或事先完成相关学科的会诊。③术前讨论完成后，方可开具手术医嘱，签署手术知情同意书。④术前讨论的结论应当记入病历。

三、条款【3.23.4.1】

有重大手术报告审批制度。

【C】

1. 手术医师知晓有重大手术（包括急诊情况下）报告审批管理的制度与流程。
2. 有明确需要报告审批的手术目录。
3. 对临床科室手术医师进行相关教育与培训。

【释义】

1．“重大手术”指对患者生命或重要器官有直接威胁或损伤危险且可能预后不良的手术，以及术者或者患者特殊的手术。

2．“重大手术报告审批制度”是针对本院重大手术进行报告、审核的管理制度，一般包含重大手术报告范围（含目录）、报告表格、报告程序和审批程序。

四、条款【3.23.4.2】

有急诊手术管理措施，保障急诊手术及时与安全。

【C】

1. 手术医师知晓急诊手术管理的相关制度与流程。
2. 有急诊手术绿色通道的保障措施和协调机制。

【B】符合“C”，并

相关职能部门履行监管职责，并有分析、反馈和整改措施，改进有成效。

【释义】

“急诊手术”指病情紧迫，经专科医师评估需要紧急手术以抢救患者生命、器官或肢体，或病情较紧急，延迟处理会影响患者预后与转归，需在短时间内实施的手术。例如，宫外孕输卵管破裂、妊娠期瘢痕子宫破裂等。

五、条款【3.23.5.2】

手术离体组织必须做病理学检查，明确术后诊断，并记录。

【C】

1. 手术医师知晓对手术后标本的病理学检查有明确的规定与流程，肿瘤手术切除组织送检率100%。

2. 手术护士知晓手术室有具体措施保障规定与执行程序。

【B】符合“C”，并

当病理报告与术中快速冰冻切片检查及术后诊断不一致时，有追踪与讨论的规定与程序，其结果记入病程记录。

【A】符合“B”，并

手术离体组织送检率100%。

【释义】

1．“手术标本”指实施手术中，从患者身体可疑病变部位切除的组织、器官或与患者疾病有关的物品（如结石、组织液），并需进行病理学检测，以便明确病变性质、获得病理诊断。

2．手术后标本的病理学检查有明确的规定与流程：术中切除的病理标本须向患者或家属展示并在病案中记录。手术中切取的标本及时按要求处理，在标本容器上注明科别、姓名、住院号，由手术医师填写病理检查申请单。手术中需做冰冻切片时，切除的标本由手术室专人及时送病理科。

3．“手术离体组织送检率”指手术取下来的组织或器官标本送病理、细胞检测的例数占所有手术取下来的组织或器官标本的比例。计算公式：分子为实际送检的手术组织或器官数，分母为所有手术取下来的组织或器官等标本数。

六、条款【3.23.7.1】

有“非计划再次手术”的监测、原因分析、反馈、整改和控制体系。（★）

【C】

手术医师知晓“非计划再次手术”是对手术科室质量评价的重要指标及其相关管理制度。

【B】符合“C”，并

把“非计划再次手术”指标作为对手术医师资格评价、再授权的重要依据。

【A】符合“B”，并

相关职能部门与科主任应将“非计划再次手术”作为质量“危急值”管理，即时现场处理与评价，提出改进措施，改进有成效。

【释义】

“非计划再次手术”是指在同一次住院期间，因各种原因导致患者需进行再次计划外的手术。原因分为：医源性因素，即手术操作或特殊诊治操作造成严重并发症，必须施行再次手术；非医源性因素，即由于患者病情发展或出现严重术后并发症而需要进行再次手术。常见的非计划再次手术原因有术后出血、伤口感染、愈合不良、各种瘘、未达手术预期效果和异物存留等。

第二十四节 麻醉管理

本节由18个条款组成，释义条款9条。本节对麻醉及镇静的实施提出了规范管理要求，包括：麻醉医师的资质与能力应与手术患者的病情相对应；要做好术前麻醉访视，评估患者病情并制订麻醉计划，术中密切关注麻醉效果与患者状态，防止麻醉意外，术后做好复苏管理。

一、条款【3.24.1.1】

实行麻醉医师资格分级授权管理，并有明确的制度。

【C】

1. 麻醉医师知晓麻醉医师资格分级授权管理相关制度与程序。
2. 麻醉分级授权管理落实到每一位麻醉医师，权限设置与其资格、能力相符。

【B】符合“C”，并

独立实施麻醉的医师须具备中级以上职称。

【A】符合“B”，并

主管部门对授权情况实施动态管理，有监督检查、反馈、处理。

【释义】

“麻醉医师资格分级授权管理制度”是为保证医疗质量与患者安全，对不同资质和能力的麻醉医师授予不同病情手术麻醉资格的管理制度。病情的分级一般参照美国麻醉医师协会（ASA）病情分级标准：第一级（ASA-1），患者心、肺、肝、肾、脑、内分泌等重要器官无器质性病变；第二级（ASA-2），有轻度系统性疾病，但处于功能代偿阶段；第三级（ASA-3），有明显系统性疾病，功能处于早期失代偿阶段；第四级（ASA-4），有严重系统性疾病，功能处于失代偿阶段；第五级（ASA-5），无论手术与否，均难以挽救患者的生命。麻醉医师的分级与手术的分级不具有对应性。

二、条款【3.24.1.3】

麻醉医师经过严格的专业理论和技能培训，完成继续教育。

【C】

1. 麻醉医师经过严格的专业理论和技能培训，考核合格。

2. 每位麻醉医师均经心肺复苏高级教程培训，能熟练掌握。跟踪最新指南，及时更新心肺复苏流程。

【B】符合“C”，并

麻醉医师定期（至少每年）接受继续教育知识更新。

【A】符合“B”，并

麻醉医师继续教育达标率为100%。

【释义】

1.“心肺复苏”（CPR）是抢救生命最基本的医疗技术和方法。它是对心搏、呼吸骤停后所采取的抢救措施，包括胸外按压、开放气道、人工通气、电除颤、机械通气、静脉输液以及药物治疗等。其目的是使患者自主循环恢复和自主呼吸。心肺复苏分以下三期：①基本生命支持期（BLS期）：又称初期复苏或现场急救。其主要目的是向心、脑及全身重要器官供氧，延长机体耐受临床死亡时间。此阶段的主要抢救手段为徒手心肺复苏术。②进一步生命支持期（ALS期）：主要为在BLS基础上应用辅助设备及特殊技术，建立和维持有效的通气和血液循环，识别及治疗心律失常，建立有效的静脉通路，改善并保持心肺功能及治疗原发疾病。ALS是心搏骤停后5～10分钟的第二个处理阶段，一般在医疗单位中进行，包括建立静脉输液通道、药物治疗、电除颤、气管插管、机械呼吸等一系列维持和监测心肺功能的措施。③延续生命支持期（PLS期）：重点是脑保护、脑复苏及复苏后疾病的防治。即除了积极进行脑复苏，应严密监测心、肺、肝、肾、凝血及消化器官的功能，一旦发现异常，立即采取有针对性的治疗。

2.“心肺复苏高级教程培训”是针对心肺复苏进一步生命支持期（ALS期）所进行的培训，包括建立静脉输液通道、药物治疗、电除颤、气管插管、机械呼吸等一系列维持和监测心肺功能的技术操作。

三、条款【3.24.2.1】

有患者麻醉前病情评估和麻醉前讨论制度。

【C】

1. 有患者麻醉前病情评估制度，至少包括但不限于：

（1）明确患者麻醉前病情评估的重点范围；

（2）手术风险评估；

（3）术前麻醉准备；

（4）对临床诊断、拟施行的手术、麻醉方式与麻醉的风险、利弊进行综合评估；

（5）本院设定的其他内容等。

2. 对高风险择期手术、新开展手术或麻醉方法，进行麻醉前讨论。

【B】符合“C”，并

相关职能部门履行监管职责，有监管检查、反馈、改进措施，改进有成效。

【释义】

1．“麻醉前病情评估”一般也称为麻醉术前访视。为最大限度降低围手术期并发症的发生率和病死率，保证手术患者的生命安全，择期手术在术前一天，急诊手术在麻醉前，麻醉医师要访视患者，重点评估患者循环功能（含血容量与血红蛋白）、呼吸功能（含呼吸道通畅与否）、凝血功能和肝肾功能。

2．“高风险择期手术”是指手术科室及保健院认定的存在高度风险的任何级别的择期手术。各科室确定本科室的高风险择期手术目录并报医务科批准。

四、条款【3.24.4.3】

有麻醉效果评定。

【C】

有麻醉效果评定的标准与流程，对每例麻醉有效果评定的记录。

【B】符合“C”，并

科主任与质控小组每季度对麻醉效果资料进行分析、评价、总结，有改进措施。

【A】符合“B”，并

科主任、质控小组运用质量管理工具展示麻醉效果的变化趋势，改进有成效。

【释义】

麻醉效果评定内容应包括：阻滞完善情况，肌松情况，麻醉有创操作有无明显损伤，麻醉深度适宜，苏醒期有无呛咳或呼吸欠佳，是否存在呼吸抑制等。

五、条款【3.24.5.1】

麻醉后复苏室合理配置，管理措施到位。

【C】

1. 麻醉后复苏室床位与手术台比不低于1∶3。

2. 麻醉复苏室配备医护人员满足临床需要，至少有一位能独立实施麻醉的麻醉医师。

3. 复苏室每床配备吸氧设备，包括无创血压和血氧饱和度监测在内的监护设备。复苏室配备呼吸机、抢救用药及必需设备等，满足需求。

【释义】

“麻醉复苏室”也称麻醉后监护病房（PACU），是对麻醉及手术后患者进行监测和治疗，使患者平稳度过麻醉恢复期及生命体征恢复稳定的场所。

六、条款【3.24.5.2】

有麻醉复苏室患者转入、转出标准与流程。（★）

【C】

1. 有麻醉复苏室患者转入、转出标准与流程，严格管理全身麻醉患者催醒剂的使用。

2. 患者在复苏室内的监护结果和处理均有记录。

3. 转出的患者有评价标准（如 Steward 评分或 Aldrete 评分），评价结果记录在病历中。

【B】符合“C”，并

1. 按照麻醉复苏室患者交接流程规定转入、转出，并记录。

2. 准确记录患者进、出麻醉术后复苏室的时间（时、分）。

【释义】

各妇幼保健院根据本院情况制定本院麻醉复苏室患者转入、转出标准。

七、条款【3.24.7.1】

建立麻醉科与输血科的有效沟通，严格掌握术中输血适应证，合理、安全输血。

【C】

1. 有手术中用血的相关制度与流程，手术用血有严格的指征。

2. 有麻醉科与输血科沟通的流程。

3. 有手术用血前评估和用血疗效评估。

4. 相关人员知晓术中用血的制度与流程，并严格执行。

【B】符合“C”，并

1. 麻醉科与手术科室和输血科等人员能有效沟通，保障术中输血及时、合理、安全。

2. 科室定期对术中用血进行总结、分析、整改。

3. 相关职能部门进行检查、反馈，对存在的问题及时整改。

【A】符合“B”，并

符合条件的自体输血率不断提高，术中合理用血率≥95%。

【释义】

1.“合理用血”是指用血的指征、血液类型、用血量、输注途径及方法等符合《临床输血技术规范》的要求。

2."术中合理用血率"是指手术中合理用血的次数占总术中用血次数的比例。

八、条款【3.24.8.3】

定期开展麻醉质量评价。

【C】

1. 运用适宜的评价方式与工具，定期开展麻醉质量评价。

2. 将麻醉并发症的预防措施与控制指标作为科室质量与安全管理和评价的重点内容。

3. 定期评价"手术安全核查与手术风险评估制度"的执行情况。

【B】符合"C"，并

根据评价结果，进行分析、总结，针对存在的问题采取改进措施。

【A】符合"B"，并

相关职能部门有监管，持续改进有成效，质量有提高。

【释义】

1．麻醉质量指标参照《麻醉专业医疗质量控制指标（2015年版）》。

2．"定期"指至少每季度一次，参见中华医学会编著的《临床诊疗指南·麻醉分册》。

3．麻醉质量评价参见中华医学会编著的《临床诊疗指南·麻醉分册》。

附：麻醉质量评价

麻醉质量评价的目的是不断总结经验，提高麻醉质量。

（1）科室建立麻醉质量质控小组。

（2）评价麻醉成功率、术前访视和术后随访率、会诊率、麻醉并发症发生率、麻醉差错发生率、麻醉意外及事故发生率、麻醉记录书写合格率、抢救危重患者数及成功率，以及《麻醉专业医疗质量控制指标（2015年版）》上的17项指标。

（3）一般每季度总结一次，登记在质量控制记录本内，并在全科总结讨论一次，提出相应措施。

九、条款【3.24.8.4】

建立麻醉质量管理数据库。

【C】

1. 建立麻醉质量数据库。

2. 定期收集麻醉质量与安全相关的数据。

（1）麻醉工作量：各种麻醉例数、心肺复苏例数、麻醉复苏室例数等。

（2）严重麻醉并发症：麻醉意外死亡、误咽、误吸引发梗阻、出麻醉复苏室全身麻醉患者 Steward 评分≥ 4 分的例数等。

（3）各类术后患者自控镇痛（PCA）例数与并发症等。

【B】符合“C”，并

科质控小组对收集的本科室数据，运用质量管理工具展示管理成效的变化趋势，有季度通报、半年小结、年度总结报告，并对公开的数据质量和结果的可靠性承担责任。

【A】符合“B”，并

相关职能部门至少每季度或不定期对上述工作落实情况有抽查及评价，有改进措施。

【释义】

1．麻醉质量数据库收集的内容包括：麻醉工作量（各种麻醉例数、心肺复苏例数、麻醉复苏室例数等）、严重麻醉并发症（麻醉意外死亡、误咽、误吸引发梗阻、出麻醉复苏室全身麻醉患者 Steward 评分≥ 4 分的例数等）、各类术后患者自控镇痛（PCA）例数与并发症、麻醉复苏室入住人数等的数量统计。

2．“患者自控镇痛（ PCA）”是一种新的镇痛给药方法，它是通过一种特殊的注射泵，允许患者自行给药的一种急性疼痛治疗方式。通过患者自控镇痛，可分别进行静脉、硬膜外、皮下或神经鞘给药镇痛。如今 PCA 已成为术后镇痛的主要方法之一。

第二十五节 医院感染管理

本节由 13 个条款组成，释义条款 9 条。本节旨在明确对医院感染进行规范管理的各项要求，也是落实《中华人民共和国传染病防治法》《医疗废物管理条例》《医院感染管理办法》《医院感染监测规范》《医院感染暴发报告及处置管理规范》《医院隔离技术规范》《医务人员手卫生规范》《医疗机构消毒技术规范》和《医院感染管理质量控制指标（2015 年版）》等法律法规、部门规章、规范指南等文件的要求。

一、条款【3.25.1.1】

依据《医院感染管理办法》建立医院感染管理组织，负责医院感染管理工作。

【C】

1．院长负责确定医院感染管理组织的职责，实行管理问责制，至少每年召开两次工作会议，有会议记录或会议简报。

2．院长负责确定医院感染监测的重点和年度重点工作，并传递到全体职工。

3．医院感染管理部门配专职人员，明确工作制度与职责，负责人具备高级职称任职资格。

4．科室有兼职的医院感染管理质量控制人员。

【B】符合“C”，并

1. 医院感染管理纳入医院质量与安全管理总体方案，明确监测指标（见第六章第七节）。

2. 有针对各级各类人员的医院感染管理培训计划、培训大纲和培训内容，并落实。

【A】符合“B”，并

院感管理部门会同医务处（科）、护理部、质控部门等对医院感染控制效果进行追踪与评价。

【释义】

1．本条款的医院感染管理组织指医院感染管理委员会，院长是本单位医院感染管理的第一责任人，其组成人员和职责要符合《医院感染管理办法》第七条的规定。

2．本条款的医院感染管理部门是指医院感染管理科，其职责要符合《医院感染管理办法》第八条的规定。

3．医院感染监测指标可参见原国家卫生计生委发布的《医院感染管理质量控制指标（2015 年版）》。

二、条款【3.25.1.2】

有相应的规章制度，将医院感染的预防与控制贯彻于所有医疗保健服务中。

【C】

1. 有根据相关法律法规制定的医院感染预防与控制制度。

2. 有针对所有医疗保健活动和工作流程而制定的具体措施，并落实。

3. 医院感染管理相关人员熟知相关制度、工作流程及所管辖部门院感特点。

4. 全体员工熟知本部门、本岗位有关医院感染管理的制度及要求，并执行。

【B】符合“C”，并

院科两级医院感染管理组织对相关制度落实情况有监督检查，对发现的问题及缺陷及时反馈，有持续改进措施。

【A】符合“B”，并

2 年内无重大院内感染暴发责任事件。

【释义】

医院感染管理科制定全院预防与控制医院感染的制度，各业务科室可根据本科室工作特点将上述制度的要求融入科内的诊疗规范、操作规程等文件中。

三、条款【3.25.2.1】

由感染管理专职人员开展目标性监测，即对重点环节、重点人群与高危险因素的监测，对主要部位感染有具体预防控制措施并实施。（★）

【C】

1. 医院感染管理专职人员和监测设施配备符合要求。

2. 有监测计划，有目标性监测，监测的目录/清单范围符合《医院感染监测规范》要求，并覆盖全部医院感染监测项目及不同标本类型。

3. 对重点环节、重点人群与高危险因素实施监测（范围、方法、频率，数据来源追踪）：

（1）导管相关性血源感染（CRBSI）千日感染率；

（2）呼吸机相关肺炎（VAP）千日感染率；

（3）尿路感染（UTI）千日感染率；

（4）Ⅰ类切口感染率（按手术风险分类）；

（5）省级卫生计生行政部门及本院设定的监测项目。

4. 落实对主要部位感染的预防控制相关制度与措施，至少包含但不限于：

（1）下呼吸道感染的预防控制；

（2）手术部位感染的预防控制；

（3）导尿管相关尿路感染的预防控制；

（4）血管导管相关血流感染的预防控制；

（5）皮肤软组织感染的预防控制；

（6）省级卫生计生行政部门及本院设定的防控项目。

【B】符合“C”，并

对感染风险较高的科室与感染控制情况进行风险评估，并制订针对性的控制措施。

【A】符合“B”，并

对评审前3年实施感染控制监测的数据进行分析，运用质量管理工具展示业绩变化的趋势，做到有季度通报、半年小结、年度总结报告。

【释义】

1．依据《医院感染监测规范》（WS/T 312—2009）的推荐，每200 ~ 250张实际使用病床配备1名医院感染专职人员。

2．监测设施：依据《医院感染监测规范》（WS/T 312—2009），监测设施指医院信息系统中的医院感染监测系统与相应的基础设施。

3．“监测的目录/清单范围符合《医院感染监测规范》要求”主要包括全院综合性监测、医院感染现患率调查和目标性监测。目标性监测包括手术部位感染、重症监护室、新生儿、细菌耐药性和多重耐药菌监测等。

4．“全部医院感染监测项目”主要包括全院综合性监测、医院感染现患率调查、目标性监测、环境卫生学监测以及消毒灭菌效果监测等。

5．“重点部门”指重症医学科（监护病房）、手术室、血液透析室、消毒供应中心、新生儿室、产房、内镜室、口腔科和导管室等。“重点环节”指各种插管、注射、手术、内镜诊疗操作等。“重点人群”是根据日常开展的综合监测、每年做的现患率调查以及定期开展的风险评估结果来判定本院的重点管理人群。

6."感控风险评估"指对医院感染管理系统进行科学、公正的综合评估的活动过程。它要评估医院感染管理系统的脆弱性、面临的威胁以及脆弱性被威胁源利用后所产生的实际负面影响，并根据感染发生的可能性和负面影响的程度来识别感染风险，主要包括风险识别、风险评价及风险控制，以达到降低感染、保障医疗安全的目的。

7.保健院必须确定那些具有重要流行病学意义的感染、感染区域、相关设备、程序及操作，并给予重点关注以预防和减少医源性感染。基于风险的方法有助于明确应重点关注的操作和感染，将监控作为指导风险评估数据收集和分析的重要组成部分。保健院根据以下相关的感染和部位收集并评估数据：

（1）呼吸道——如插管、机械通气支持、气管切开等操作和设备；

（2）泌尿道——如导尿、泌尿系引流和治疗等侵入性操作和设备；

（3）血管内置物——如中心静脉置管、周围静脉留置管等；

（4）手术部位——如切口护理、敷料类型及相关的无菌操作；

（5）有重要流行病学意义的疾病和微生物——如多重耐药性的微生物和高致病性感染；

（6）社区新出现或再次出现的感染。

四、条款【3.25.2.2】

手术室、产房、母婴同室病房、新生儿病房的医院感染管理。

【C】

1. 符合《医院感染管理办法》中对医院感染管理的基本要求。

2. 手术室、产房周围环境必须清洁、无污染源，应与母婴同室病房和新生儿室相邻近，相对独立。

3. 母婴同室病房内每张产妇床位的使用面积不应少于6m^2。每名婴儿应有一张床位，占地面积不应少于2m^2。

4. 新生儿科应相对独立，布局合理，分新生儿病房、NICU、隔离室、配奶室、沐浴室、治疗室等，严格管理。

5. 艾滋病病毒感染住院患者的院感防控应符合相关要求。

【B】符合"C"，并

1. 隔离待产室和隔离分娩室所有器械应单独使用，用后的产房、产床应彻底消毒。

2. 相关人员均知晓管理要求。

【A】符合"B"，并

相关职能部门与院感管理部门履行监管职责，有监管检查、反馈、改进措施，改进有成效。

【释义】

1．“每张产妇床位的使用面积不应少于 $6m^2$”是指在单个病房内所占的面积，包括床、过道、卫生间等在内的面积。

2．“每名婴儿应有一张床位，占地面积不应少于 $2m^2$”是指婴儿床及其周边的空地。

五、条款【3.25.2.3】

有医院感染暴发报告流程与处置预案。

【C】

1. 相关人员知晓医院感染暴发报告流程与处置预案，有医院感染暴发报告的信息核查机制。

2. 有多种形式与渠道，使医务人员和医院感染的相关管理人员及时获得医院感染的信息。

3. 有医院感染暴发的报告和处置预案控制的有效措施。

【B】符合“C”，并

根据医院感染暴发情况确定指挥系统、重点科室和重点人员，制订各类演练的脚本，并进行演练。

【A】符合“B”，并

有医院感染暴发处置演练效果评价报告，对存在的问题有改进措施，相关资料可查询。

【释义】

“医院感染暴发”指在医疗机构或其科室的患者中，短时间内发生3例以上同种同源感染病例的现象。出现院感暴发，依据《医院感染暴发报告及处置管理规范》的要求进行上报与处置：

“第十条　医院发现以下情形时，应当于12小时内向所在地县级卫生行政部门报告，并同时向所在地疾病预防控制机构报告。（一）5例以上疑似医院感染暴发；（二）3例以上医院感染暴发。

第十三条　医院发生以下情形时，应当按照《国家突发公共卫生事件相关信息报告管理工作规范（试行）》的要求，在2小时内向所在地县级卫生行政部门报告，并同时向所在地疾病预防控制机构报告。所在地的县级卫生行政部门确认后，应当在2小时内逐级上报至省级卫生行政部门。省级卫生行政部门进行调查，确认发生以下情形的，应当在2小时内上报至卫生部。（一）10例以上的医院感染暴发；（二）发生特殊病原体或者新发病原体的医院感染；（三）可能造成重大公共影响或者严重后果的医院感染。

第十五条　医院发生疑似医院感染暴发或者医院感染暴发，应当及时采取有效处理措施，控制感染源，切断传播途径，积极实施医疗救治，保障医疗安全。

第十六条　医院发生疑似或者确认医院感染暴发时，应当及时开展现场流行病学调查、环境卫生学检测以及有关的标本采集、病原学检查等工作。”

六、条款【3.25.4.1】

有多重耐药菌医院感染控制管理规范与程序，实施监管与改进。

【C】

1. 有医院感染管理部门、微生物实验室（检验部门）、药学部门、医疗保健科室针对多重耐药菌管理的定期联席会制度，有牵头部门，分工明确，职责清楚。

2. 针对多重耐药菌医院感染的诊断、监测、预防和控制等各个环节，结合实际工作，制订并落实多重耐药菌感染管理的规章制度和防控措施。

（1）有对多重耐药菌控制落实的有效措施，包括手卫生措施、隔离措施、无菌操作、保洁与环境消毒的制度等。

（2）根据细菌耐药性监测情况，加强抗菌药物临床应用管理，落实抗菌药物的合理使用。

（3）有落实耐甲氧西林金黄色葡萄球菌（MRSA）或耐万古霉素肠球菌（VRE）、耐碳青霉烯肠杆菌（CRE）、耐碳青霉烯鲍曼不动杆菌（CRAB）和铜绿假单胞菌（CRPA）控制的措施。

3. 有对临床医护人员和微生物实验室或检验部门的人员进行预防多重耐药菌感染措施的培训制度、培训计划及落实措施。

【B】符合“C”，并

1. 临床微生物实验室能满足临床对多重耐药菌检测及抗菌药物敏感性、耐药模式以及同源性分析的需求，至少每季度向全院公布一次临床常见分离细菌菌株及其药敏情况，指导临床合理使用抗菌药物。

2. 信息系统能够支持相关医院感染管理信息快捷获得，各部门间信息通报渠道畅通。

【A】符合“B”，并

医院感染管理组织对评审前3年多重耐药菌医院感染监控的数据进行分析，能运用质量管理工具展示业绩变化的趋势，做到季度通报、半年小结、年度总结报告。

【释义】

1．“联席会制度”指由医院感染管理科发起，医务处（科）、护理部、微生物实验室（检验科）、药学部门、临床科室等相关部门参与多重耐药菌管理的相关制度。旨在通过召开联席会议，加强部门之间联系与沟通，及时解决多重耐药菌管理过程中发现的问题。

2．“多重耐药菌”（MDR）主要是指对临床使用的三类或三类以上抗菌药物同时呈现耐药的细菌。常见多重耐药菌包括耐甲氧西林金黄色葡萄球菌（MRSA）、耐万古霉素肠球菌（VRE）、超广谱β-内酰胺酶（ESBLs）细菌、耐碳青霉烯类抗菌药物肠杆菌科细菌（CRE）、耐碳青霉烯类抗菌药物鲍曼不动杆菌（CRAB）、多重耐药/泛耐药铜绿假单胞菌（MDR/PDR-PA）和多重耐药结核分枝杆菌等。

3．“同源性分析”：细菌同源性是指从共同始祖分子经趋化与进化，在序列或结构上存在的一致性。细菌DNA同源性分析技术如脉冲场凝胶电泳、聚合酶链反应、DNA探针杂交以及序列分析等方法是目前在分子水平上分析细菌的主要手段，它在鉴定细菌感染的暴发以及确定交叉感染、感染病原菌之间的基因同源性等方面有着重要的作用。

4．多重耐药菌管理中，要对多重耐药患者进行标识，在院内流程中能被相关人员及部门有效识别，保证多重耐药菌感染的信息能被有效传递。

七、条款【3.25.5.1】

有细菌耐药监测及预警机制，各重点部门应了解其前五位的医院感染病原微生物名称及耐药率。

【C】

有细菌耐药监测及预警机制，并定期（至少每季度）进行反馈，指导合理使用抗菌药物。

【B】符合“C”，并

有临床治疗性使用抗菌药物种类与微生物检测种类年度统计分析。

【A】符合“B”，并

临床重点部门负责人了解其前五位的医院感染病原微生物名称及耐药率。

【释义】

“细菌耐药监测及预警机制”：对接受抗菌药物治疗者，要送检微生物检验样本。定期向全院全体医护人员公布本院医院感染细菌的构成及耐药情况：①对主要目标细菌耐药率超过30%的抗菌药物，应及时将预警信息通报本院医护人员。②对主要目标细菌耐药率超过40%的抗菌药物，应慎重经验用药。③对主要目标细菌耐药率超过50%的抗菌药物，应参照药敏试验结果选用抗生素。④对主要目标细菌耐药率超过75%的抗菌药物，应暂停该类抗菌药物的临床应用，根据耐药监测结果，再决定是否恢复其临床应用。

八、条款【3.25.6.3】

消毒供应室/中心清洗消毒及灭菌符合规范与标准的要求，有清洗消毒及灭菌效果监测的原始记录与报告。

【C】

1．有制度规定对全院的消毒供应单元实施集中管理。

2．消毒供应人员知晓清洗消毒及灭菌技术操作规程，物流管理实行全程信息化管理。

3．消毒供应的清洗消毒及灭菌效果监测落实到位，并有原始记录与监测报告，灭菌合格率100%。

【B】符合“C”，并

消毒供应室定期自查，发现问题及时整改。

【A】符合“B”，并

院感控部门会同护理部对落实情况有监管、评价，对存在的问题与缺陷有改进措施。

【释义】

1.“物流全程信息化管理”：在医疗器械回收、清洗、包装、消毒、灭菌和发放过程中，利用计算机网络系统，对清洗消毒及灭菌效果监测进行全程监控，实现追溯管理。

2.“灭菌合格率”：计算公式中分子为抽查的器械包中灭菌合格的个数，分母为抽查经过灭菌的器械包的个数，通常用百分比（%）表示。

九、条款【3.25.7.1】

按照《医疗废物管理条例》要求，规范处理医疗废物。

【C】

1. 按照《医疗废物管理条例》要求制订本院医疗废物（包括污水处理）管理制度与处理规范。

2. 各类医疗废物、污水处理符合相关规范。

3. 对相关人员进行培训，医疗废物、污水处理人员知晓相关规定并能严格遵照执行。

【B】符合“C”，并

相关职能部门履行监管，对落实情况进行监督检查。

【A】符合“B”，并

医疗废物、污水处理符合规范，监测合格，资料完整，通过环保部门评估。

【释义】

“医疗废物”指医疗卫生机构在医疗、预防、保健以及其他活动中产生的具有直接或间接感染性、毒性以及其他危害性的废物。医疗废物按《医疗废物管理条例》和《医疗废物分类目录》处理。

第二十六节　感染性疾病管理

本节由5个条款组成，释义条款2条。本节对感染性疾病的管理进行了规范要求，保健院要落实《中华人民共和国传染病防治法》《艾滋病防治条例》《突发公共卫生事件应急条例》等法律法规、规范性文件，结合自身职责定位，制定完善保健院传染病预检分诊、诊疗隔离、医院感染管理、报告转诊等工作制度规范和处置预案并认真贯彻实施。按照《医院感染暴发报告及处置管理规范》和《传染病信息报告管理规范》等要求，落实医源性感染和传染病报告制度，按照属地化管理和首诊负责制的原则，依法依规进行信息报告。

一、条款【3.26.1.1】

根据相关法规及辖区卫生计生行政部门的要求设置感染性疾病科或发热门诊或肠道传染病门诊等部门，其建筑规范、医疗设备设施和人员符合国家有关规定。

【C】

1. 根据相关法规要求设置感染性疾病科/发热门诊/肠道传染病门诊，其建筑规范、医疗设备设施基本符合规范，人员符合规范。

2. 有感染性疾病患者就诊流程规定并公示。

3. 出诊医师具有感染性疾病的诊断能力，具有临床微生物学、抗菌药物应用、传染病学、流行病学等专业知识及丰富的临床经验。

4. 对医护人员进行相关制度、规范的培训。

【B】符合“C”，并

1. 科主任具备副主任医师以上任职资格。

2. 护士长具备主管护师以上任职资格。

【释义】

感染性疾病科设置：因妇幼保健院不是传染病医院也不是综合医院，不承担传染病的定点治疗工作，因此，没有明确要求妇幼保健院设立感染性疾病科，所以妇幼保健院可根据历年来传染病的发病情况及就诊人群的分布来设置感染性疾病科或发热门诊或肠道传染病门诊，以满足就诊人群需求。同时，应建立相应的预检分诊制度，及时识别并将传染病患者转诊到专业防治机构。

二、条款【3.26.2.1】

落实传染病预检分诊制度，实行首诊负责制，及时报告疫情，规范接诊和治疗传染病患者，协助专业公共卫生机构及有关部门进行突发公共卫生事件和传染病疫情调查、采样与处理以及落实相关控制传播措施。

【C】

1. 相关人员知晓传染病的门、急诊预检分诊制度，并遵循。

2. 执行“首诊负责制”，及时报告疫情，规范接诊和治疗传染病患者。

【B】符合“C”，并

有重点传染病防治和突发公共卫生事件救治小组。

【释义】

"首诊负责制"指患者的首位接诊医师（首诊医师）在一次就诊过程结束前或由其他医师接诊前，负责该患者全程诊疗管理的制度。医疗机构和科室的首诊责任参照医师首诊责任执行。制度应当满足以下基本要求：

（1）明确患者在诊疗过程中不同阶段的责任主体。

（2）保障患者诊疗过程中诊疗服务的连续性。

（3）首诊医师应当做好医疗记录，保证医疗行为可追溯。

（4）非本医疗机构诊疗科目范围内疾病，应告知患者或其法定代理人，并建议患者前往相应医疗机构就诊。

第二十七节 医技质量安全管理

本节由98个条款组成，释义条款37条。其中条款【3.27.1.1】至条款【3.27.5.2】是药事管理主要内容，主要依据《中华人民共和国药品管理法》《中华人民共和国母婴保健法》《麻醉药品和精神药品管理条例》《易制毒化学品管理条例》《医疗机构麻醉药品、第一类精神药品管理规定》《处方管理办法》《抗菌药物临床应用管理办法》《医疗机构药事管理规定》《医院中药饮片管理规范》《医院中药房基本标准》《医疗机构中药煎药室管理规范》《抗菌药物临床应用指导原则（2015年版）》等国家法律法规、部门规章，对保健院组织和管理、人员要求、药品遴选、药品采购和储存，以及用药处方或医嘱、制剂和调剂、给药与监测、质量控制等方面均提出了具体要求。其核心职责是保证用药质量、确保药物治疗质量（即合理用药和安全用药），不断提高药学技术服务水平，达到对医疗保健用药全过程有效组织实施与管理，建立适宜的药学和临床药师人才梯队，充分发挥药师的专业技术作用，提高药物治疗水平，促进药物合理使用，保障患者用药安全。本评审细则增加了妇幼保健院用药特色：终止妊娠药品、促排卵药品管理，特别关注中药饮片质量、中药人才培养，突出强调医疗机构合理用药的要求，包括麻醉药品、精神药品的使用不仅要合法，还要合理。

一、条款【3.27.1.1】

设立药事管理与药物治疗学委员会，健全药事管理体系，有药事管理工作制度，配备相应的药学专业技术人员。

【C】

1. 按照《医疗机构药事管理规定》的相关要求，设立药事管理与药物治疗学委员会及若干相关的药事管理小组，职责明确，有相应工作制度，日常工作由药学部门负责。

2. 药剂科负责药品管理、药学专业技术服务以及临床药学工作。

3. 相关职能部门指定专人，负责与本院药物治疗相关的行政事务管理工作。

【B】符合“C”，并

1. 药事管理与药物治疗学委员会人员组成符合规定，定期召开专题会议，研究药事管理工作，每年不少于4次，有完整的相关资料，资料真实。

2. 药学部门负责人具有高等学校药学专业或者临床药学专业本科以上学历，及本专业高级以上技术职务任职资格。

3. 医务科与药剂科职责明确，有协调机制。

【A】符合“B”，并

1. 药学专业技术人员不少于本院卫生专业技术人员的8%。

2. 落实人才梯队建设。药学专业技术人员中具有副高级以上药学职称的应当不低于13%，教学医院应当不低于15%。

3. 有药事管理工作计划和年度工作总结，体现药事管理持续改进。

【释义】

1. 医疗机构药事管理：是以患者为中心，以临床药学为基础，对临床用药全过程进行无间隙的系统有效管理，促进临床科学、合理用药的药学技术服务和相关的药品管理工作。

2. 医疗机构药事管理组织：是指医疗机构药事管理与药物治疗学委员会。

3. 药学部门：即药学部（三级保健院）/药剂科（二级保健院）/药房（一级保健院）。

4. 药事管理与药物治疗学委员会人员组成：①正、副主任委员：正主任委员由院长担任，副主任委员若干名，可由主管药学部门的业务副院长等担任；药学部门负责人、医务科负责人为副主任委员。②组成人员与组成名额：三级妇幼保健院药事管理与药物治疗学委员会委员由具有高级技术职务任职资格的药学、医疗保健、护理和医院感染管理、医疗保健管理等人员组成。二级妇幼保健院应由具有中级以上技术职务任资资格的上述人员组成。其他妇幼保健机构成立的药事管理与药物治疗学组可以根据实际情况由药学、医务、保健、护理、医院感染、临床保健科室等部门负责人和具有药师、医师以上专业技术职务任职资格人员组成。组成名额可根据本院实际情况来定，但人员不宜过多。

5. 定期召开专题会议：一般至少每季度召开一次全体委员会议，会议应有记录，包括相关问题的决议，应有措施、检查落实、效果跟踪等。

6. 药事管理与药物治疗学委员会应对药学部门工作进行咨询指导、监督与帮助，主要职责是促进医疗保健药物合理使用。药学部门应定期向药事管理与药物治疗学委员会报告本院药事工作，特别是医疗保健用药情况，并通过指导、监督、检查以达到药事法规、药事管理，特别是促进合理用药措施的落实。

7. 药事管理小组：包括抗菌药物临床应用管理领导组及工作组、麻醉和精神药品管理小组、药品不良反应监测小组、处方点评工作小组、药品质量管理小组等。

8. 药学专业技术人员：是指受过系统药学或中药学教育的大学本科、专科和中专毕业生，具有药学专业知识，取得药学专业技术职称并从事药学工作的技术人员。药学专业技术职务系列包括主任药师、副主任药师、主管药师、药师和药士。药品会计、计价及清洗用具、消毒、蒸馏等非药学技术人员应由保健院按实际需求另增，不计入药学专业技术人员。

9．医务部门承担协调、监督、考核职责，药学部门提供药学技术支持与日常管理工作。

二、条款【3.27.2.2】

有药品贮存制度，贮存药品的场所、设施与设备符合有关规定。

【C】

1. 有药品贮存相关制度，定期对库存药品进行养护和质量检查。

2. 药品贮存基本设施与设备符合规定：根据药物性质和贮存量配置有温、湿度控制系统，有冷藏、避光、通风、防火、防虫、防鼠、防盗设施和措施。设施、设备质量均符合规定，运行正常。

3. 根据药品的性质、特点分别设置冷藏库、阴凉库、常温库。

（1）化学药品、生物制品、中成药、中药饮片分别贮存，分类定位存放。

（2）防腐剂、外用药、消毒剂等药品与内服药、注射剂分区储存。

（3）“毒、麻、精”药品、高危药品、易燃易爆及强腐蚀性等危险性药品按有关规定分别设库，单独贮存，设置有统一警示标识。

4. 药品名称、外观或外包装相似的药品分开放置，并做明确标示。

5. 实行药品采购、贮存、供应计算机管理，药品库存量及进出量、调剂室库存量及使用量定期盘点、账物相符。

6. 药库管理由药学专业人员负责，科室或病区备用药品应指定专人管理。

【B】符合“C”，并

1. 药库与药品存放区域远离污染区，温、湿度和照明亮度符合有关规定；药品库按规定设置有验收、退药、发药等功能区域。

2. 有药品效期管理相关制度与处理流程。效期药品先进先用、近期先用，对过期、不适用药品及时妥善处理，有控制措施和记录。

【A】符合“B”，并

药品管理资料完整、详实，有可追溯措施，如实行条形码管理。

【释义】

1．为保证药品储存质量，药品应根据其性质分别保存：需冷藏的药品应存于2～8℃冷藏库，需阴凉保存者应存于8～20℃阴凉库，常温保存者应置于10～30℃常温库。各药库的相对湿度应保持在45%～75%。

2．实行药品采购、贮存、供应计算机管理：药库、调剂室定期（本院确定频次）

盘点，调剂室和药库库存药品做到金额、数量双管理。

3．药品管理资料完整、详实，有可追溯措施：药品入库建立完整的登记记录，至少包括供应商、药品名称、规格、价格、生产厂家、批号等信息，保证来源可查、去向可追。在发生质量安全问题时，能够及时查寻原因、召回相关产品。

三、条款【3.27.2.4】

按照《处方管理办法》落实药品调剂制度，遵守药品调剂制度，遵守药品调剂操作规程，保障药品调剂质量。

【C】

1. 按《医疗机构药事管理规定》和《处方管理办法》等有关规定制订药品调剂制度和操作规程。

2. 调剂作业有足够的空间与照明，门急诊药房实行大窗口式或者柜台式发药；住院调剂室口服摆药区域环境清洁整齐、卫生符合要求。

3. 有措施避免药品分装，如需药品分装，应有操作规程、适当的容器，外包装有药品名称、剂量及原包装的批号、效期和分装日期。

4. 药品使用遵循先拆先用、先到先用的原则。

5. 调剂处方流程合理，按有关规定做到“四查十对”。调剂过程至少有第二人核对，独立值班时双签字核对。

6. 药品调剂时，药师以上人员承担审核、核对和发药工作，依据《处方管理办法》的相关要求审核处方/用药医嘱是否规范、适宜。

7. 住院医嘱单按照处方管理，药师将完整的用药医嘱作为调剂的依据，确保用药适当性及正确性。

8. 有发药差错登记、分析和改进措施。

9. 对药师进行定期的、有针对性的药学技能和差错防范培训。

10. 由药学人员为就诊者提供用药咨询，有咨询记录，并针对就诊者咨询的常见问题开展合理用药宣传工作。

【B】符合“C”，并

1. 对不规范处方、用药不适宜处方进行有效干预，及时与医生沟通。

2. 审核和核对处方或用药医嘱后调剂配发药品。发药时根据具体情况对就诊者进行用药交代和用药指导，关注特殊群体的用药指导。必要时为就诊者提供书面用药指导材料。

3. 对于住院患者口服药品，应由医师下达医嘱，药学技术人员统一摆药，护士按照核对程序实施发药，注射剂按日剂量发药，确保给药安全。

【释义】

1．处方调剂严格执行《医疗机构药事管理规定》和《处方管理办法》的有关规定。

2．取得药学专业技术职务任职资格的人员方可从事处方调剂工作。

3. 依据《医疗机构处方审核规范》规定：所有处方均应当经审核通过后方可进入划价收费和调配环节，未经审核通过的处方不得收费和调配。从事处方审核的药学专业技术人员（以下简称药师）应当满足以下条件：①取得药师及以上药学专业技术职务任职资格。②具有3年及以上门急诊或病区处方调剂工作经验，接受过处方审核相应岗位的专业知识培训并考核合格。审核处方主要对处方进行合法性、规范性、适宜性审核。

4. 药品调剂：包括审核、调配、核对和发药4个步骤的工作。处方调剂必须由药师承担。调配是指药师根据医师处方上记载的药品名称、规格、数量等信息从药架上取下该药品为药品调配。

5. 发药时向患方交代的内容主要是药品的用法、用量及服药注意事项，可能发生的不良反应以及如何应对，有什么禁忌等。对特殊人群、特殊病理、特殊管理的药品、毒副作用较多较大的药品、使用时需特别告知的药品，更应详细口头交代或进行必要的安全用药指导，或提供书面用药说明。书面说明也应注意不要引起歧义。

6. 住院患者口服药品应由药师单剂量摆药，护士按照给药时间分次为患者发放口服药品，并说明用法。

四、条款【3.27.2.5】

制剂的配制与使用符合有关规定。（可选）

【C】

1. 配制制剂的医疗机构持有“医疗机构制剂许可证”，取得制剂批准文号，有制剂质量标准。

2. 有保证制剂质量的设施、设备和管理制度，按规定配备药学专业技术人员。

3. 经省级药品监督管理部门批准后，制剂方可在医疗机构之间调剂使用。

【B】符合“C”，并

有主管药师以上专人负责制剂原料、制剂成品质量检验，原始记录及复核记录齐全。

【A】符合“B”，并

有制剂质量改进措施和召回制度。

【释义】

1. 药品调剂和药物制剂概念不同：医疗机构药品调剂指根据医师处方在药品内添加适量溶媒，或将某一注射药加于某一种输液内，或两种以上药品经科学调剂混合，以得到符合临床使用要求的非固定处方调剂，它不需要报请审批；而医疗机构药物制剂是指根据临床需要，按照一定的剂型要求，常规配制的固定处方制剂。内服、外用药的浓度稀释和临床使用前的输液加药混合配制都属于药品调剂范畴，不属于制剂范围。

2. 根据有关规定，医院制剂只能在本机构内使用。特殊情况下，经省级药品监督管理部门批准后，制剂方可在医疗机构之间调剂使用。

3. 制剂间的设施、设备、面积、布局、照明、环境、卫生及相关药学人员资质符合《中华人民共和国药品管理法》要求。

4. 制剂的生产、质量检验原始记录完整、真实。

五、条款【3.27.2.8】

对全院的急救等备用药品进行有效管理，确保质量与安全。

【C】

1. 有专人负责管理存放于急诊科、各病房（区）急救室（车）、手术室及各诊疗科室的急救等备用药品，有管理和使用的制度与领用、补充流程。

2. 由医务处（科）、护理部、药学部门联合确认各相关科室的急救备用药品目录及数量。

【B】符合“C”，并

由医务处（科）、护理部、药学部门联合，至少每季核查各诊疗单元的急救备用药品，数量账卡一致。

【A】符合“B”，并

各科室急救等备用药品统一储存位置、统一规范管理、统一清单格式，保障抢救时及时获取。

【释义】

1. 科室备用药品目录及数量由医务处（科）、护理部、药学部门联合确定，形成统一目录与数量。但急诊科、各病房（区）急救室（车）、手术室及各诊疗科室还可以根据科室收治患者情况和科室特色，备用一定数量和品种的满足科室患者需要的急救药品。

2. 药学部门检查备用药品时，不仅仅是检查药品数量情况，同时需要对医护人员进行药品管理指导和用药知识宣教。

六、条款【3.27.2.9】

有药品召回管理制度。

【C】

有药品召回管理制度与处置流程，妥善保存，收集保留所有原始记录。

【B】符合“C”，并

发现假、劣药品时，按规定及时报告有关部门并迅速召回，有导致人身损害的相关处置预案与流程。

【A】符合“B”，并

1. 有及时追回调剂错误的药品规定，用评审前3年数据证实。

2. 及时分析调剂错误原因，有整改措施。

【释义】

1．药品召回包括质量问题召回和差错召回。

2．对可能具有安全隐患的药品立即停止销售和使用，同时评估已使用有安全隐患的药品对使用者可能造成的损害，对有可能导致人身损害的人员立即启动应急预案，力争损害降到最低。

3．迅速召回已经发出的存在安全隐患的药品，并将有安全隐患药品进行封存。对可能存在质量问题的药品，按程序向相关部门报告并协助进行调查、评估。

4．召回药品的处理应当有详细的记录，有交接人员签名，可追溯，并保存。

七、条款【3.27.3.1】

执行“特殊管理药品”管理的有关规定，终止妊娠药品、促排卵药品使用合理，管理规范。

【C】

1，麻醉药品、精神药品、医疗用毒性药品、放射性药品等“特殊管理药品”以及终止妊娠药品、促排卵药品按照法律法规、规章等制订相应的管理制度。

2. “特殊管理药品”有安全设施，药库设置有“毒、麻、精”药品专用库（柜），配有安全监控及自动报警设施；调剂室有专用保险柜，各病房（区）、手术室等有防盗设施；放射性药品按有关规定管理。

3. 有“麻、精”药品实行三级管理、“五专”管理和批号管理的制度与程序，开具的药品可溯源到使用药品者。

【B】符合“C”，并

1. 药学部门定期对临床科室“特殊管理药品”管理和使用进行检查，至少每月1次。

2. 药学部门定期对全院（包括门诊和住院）使用终止妊娠药品、促排卵药品合理性进行点评，每季度1次。

3. 相关科室有相应的“特殊管理药品”、终止妊娠药品及促排卵药品管理制度，并严格实行。

【A】符合“B”，并

“特殊管理药品”、终止妊娠药品及促排卵药品使用合理（适应证、用法、用量、给药途径），各项管理符合卫生计生等行政部门管理要求。

【释义】

本条款不仅要对“特殊管理药品”、终止妊娠药品及促排卵药品储存保管安全性进行管理，同时也强调了临床的合理使用。防止流弊，并满足医疗需要，不能限制患者合理的医疗需要。

1．“麻、精”药品三级管理：可以是药事管理与药物治疗学委员会、药学部门、临床科室（手术室）三级管理。

2．资质：医师、药师（经培训合格，并取得卫生行政部门培训合格证）。

3．专册登记的项目建议至少包括：发药时间，患者姓名、性别、年龄、临床诊断，开具药品名称、规格、数量等。

4．“麻、精”药品“五专”管理指专人管理、专柜加锁、专用处方、专用账册、专册登记。

5．处方编号：是指药师对调剂完的处方按年、月、日逐日进行编号，以便查找。不是处方印制时的编号。

6．此条款考核重点：

（1）“特殊管理药品”品种结构、三年使用量趋势。

（2）抽查处方（病历）考核药品使用合法、合理以及满足医疗需要情况。

（3）各临床保健科室备用药品数量清单（基数）、基数管理情况。

（4）过期药品、破损药品管理：须经卫生行政部门审核报批后，在其监督下销毁，并做好记录，包括销毁药品名称、规格、数量、批号，在场人签字。

（5）空安瓿、废贴管理：机构定期销毁，销毁记录包括空安瓿、废贴药品名称、规格、数量、批号，在场人员签字。

（6）药学部门定期检查、问题追踪、反馈，有持续改进记录。

（7）医务处（科）、护理部等职能部门对科室用药管理进行督查、干预管理和效果评价等。

（8）本条款与条款【3.5.5.1】【3.5.5.3】【3.18.2.2】相关联，实际评审时需结合考虑。

八、条款【3.27.3.4】

建立抗菌药物遴选和定期评估制度，加强抗菌药物购用管理。（★）

【C】

1. 本院抗菌药物品种遴选经过院抗菌药物管理工作组讨论确定，有会议记录。

2. 抗菌药物品种数符合国家卫生计生委规定要求。

3. 供应目录向核发其“医疗机构执业许可证”的卫生计生行政部门备案。供应目录包括采购抗菌药物的品种、品规。未经卫生计生行政部门备案的抗菌药物品种、品规，不得采购。

4. 定期调整抗菌药物供应目录品种结构，调整周期原则上为2年，最短不得少于1年。并及时将调整后的目录向核发其“医疗机构执业许可证”的卫生计生行政部门备案。

5. 明确抗菌药物品种启动临时采购的程序。

【B】符合“C”，并

抗菌药物购用品种、品规结构合理，品规符合卫生计生行政部门要求[如头霉素、三代及四代头孢菌素（含复方制剂）、碳青霉烯类、氟喹诺酮类、深部抗真菌类品规]。

【A】符合“B”，并

1. 临时采购程序符合国家卫生计生委规定要求。

2. 同一通用名抗菌药物品种启动临时采购程序每年不得超过5例次。

【释义】

本条款依据《抗菌药物临床应用管理办法》执行。

1．本院抗菌药物品种遴选须公平、公正、公开，经过院药事管理与药物治疗学委员会讨论确定。本院抗菌药物品种结构科学、合理，品种多样化，替代性可控，首选经典药品。

2．制定抗菌药物临时采购启动程序。同一通用名抗菌药物品种启动临时采购程序每年不得超过5例次，每次启动临时采购程序须填写启动临时采购申请表。申请表包括日期、申请科室，患者姓名、性别、年龄，申请药品名称、规格、数量、使用理由，抗菌药物管理组意见等。每张申请表仅限一名患者使用，每次临时采购最大数量为一个疗程。同一通用名抗菌药物品种启动临时采购程序每年如果超过5例次，要讨论确定是否进入本院抗菌药物供应目录。如果不进入本院抗菌药物供应目录，本年度不得再采购；如果进入本院抗菌药物供应目录，本院抗菌药物供应目录药品品规数应符合卫生行政部门规定。

九、条款【3.27.4.1】

临床药物治疗执行有关法规、规章制度，遵循相关技术规范。

【C】

1. 有临床药物治疗遵循合理用药原则、药品说明书、“临床诊疗指南”及“临床路径”等相关规定与程序。

2. 有超说明书用药管理的规定与程序。

【B】符合“C”，并

对本院用药金额和用药数量排序前十位的药品进行统计分析，提出干预建议，至少每季度1次。

【A】符合“B”，并

1. 对本院超常用药趋势及时干预，有追踪、有落实、有成效。

2. 本院用药金额和用药数量排序前十位的药品与本院性质及承担的主要医疗保健任务相符合。

【释义】

1．超说明书用药：又称“药品说明书外用法”“药品未注册用法”，是指药品使用的适应证、剂量、疗程、途径或人群等未在药品监督管理部门批准的药品说明书记载范围内。

2．制定本院“超说明书用药管理制度”，明确药品超说明书使用的程序和规定。可参考中国药理学会治疗药物监测研究专业委员会药品风险管理学组《超说明书用药专家共识》。

3. 本院用药金额和用药数量排序前十位的药品与本院性质及承担的主要医疗保健任务相符合，对可用可不用、治疗效果不确切、成本效益比高的药品进行严格控制。

十、条款【3.27.4.2】

医师开具处方，应按照《处方管理办法》的要求执行。已开具处方并遵医嘱使用的药品应记入病历。

【C】

1. 有本院处方管理实施细则，对注册执业医师处方权、医师开具处方、药师调剂处方有明确规定。

2. 医师处方签名或签章式样与在医务处（科）、药学部门留样备案相一致。医师在处方和用药医嘱中的签字或签章与留样一致。

3. 处方书写规范、完整，处方用量和麻醉、精神等特殊药品开具符合《处方管理办法》规定。

4. 患者就诊前和正在使用的所有处方及医嘱用药应在病历中记录。

5. 所有的用药信息在出院或转院时归入其病历留存。

【B】符合“C”，并

1. 处方书写规范、用药合理，不合理处方比例≤1%。

2. 处方药品通用名使用率达100%。

3. 病程记录中有明确的用药依据及分析。

【释义】

1. 依据《处方管理办法》，制定本院处方管理实施细则。

2. 医师处方签名或签章在医务处（科）、药学部门同时留样备案，且相一致。如果是签章，须由医疗机构统一刻制，医师不得自行决定式样刻制。

十一、条款【3.27.4.3】

护士抄（转）录用药医嘱及执行给药医嘱应遵守操作规程，必须经过核对，确保准确无误。

【C】

1. 经过资格认定及相关培训的护理人员方可执行给药医嘱。

2. 用药医嘱抄（转）录须经核对，确保准确无误，并有转抄者签名。

3. 有防范给药差错的措施，护士根据处方或医嘱给药时须对药品名称、用法用量、给药途径、药品效期、外观质量等进行核对与检查，并签字确认。

4. 护士在给药前后应当观察患者用药过程中的反应，发生异常应与医师沟通。

5. 有特殊情况使用患者自带药品的相关规定。凡住院患者治疗需要的药品均由药学部门供应，一般不得使用患者自带药品。确需使用应符合规定。

【B】符合“C”，并

1. 给药前要尊重患者对药物使用的知情权。

2. 护士按照给药时间分次为患者发放口服药品，并说明用法。

【释义】

1.“护士给药资格”是指取得护士资格证书。

2．给药前要尊重患者对药物使用的知情权：在不影响治疗前提下，告知患者所使用药品名称、适应证等。

3．给药时告知患者药品名称、适应证、用法、注意事项、可能的不良反应，并告知患者遇到不适及时联系护士或医师。观察患者用药情况。

4．患者自备药品管理：根据《医疗机构药事管理规定》第二十五条，不得在临床使用非药学部门采购供应的药品。机构应尽量满足住院患者药品供应，一般不得使用患者自带药品。除了核医学科使用的放射性药品外，其他都应由本院药学部门进行采购、调剂；如确需使用患者自带药品，机构应制定规范的管理程序并依照管理程序进行管理，以保障患者使用的自备药品安全、有效。

5．本条款与条款【3.5.5.4】相关联，在实际评审工作中需结合考虑。

十二、条款【3.27.4.4】

开展处方点评，建立药物使用评价体系。

【C】

1. 按《医院处方点评管理规范（试行）》的要求制定机构处方点评制度，组织健全，责任明确，有处方点评实施细则和执行记录。

2. 每月至少抽查100张门急诊处方（其中自费处方≥20张）和30份出院病历进行点评。

（1）有特定药物或特定疾病的药物使用情况专项点评。

（2）对Ⅰ类切口手术和介入治疗病例使用抗菌药物进行专项点评。

（3）重点抽查感染科、重症监护病房（室）等临床科室。

【B】符合“C”，并

1. 定期发布处方评价指标与评价结果，定期进行通报和超常预警。纳入医师与药师业绩考核目标，实行奖惩管理。

2. 对不合理用药进行干预。

【A】符合“B”，并

有案例证实，根据点评结果落实整改措施，提高合理用药。

【释义】

1．依据原卫生部《医院处方点评管理规范（试行）》，制定本机构处方点评管理制度、处方点评实施细则。成立处方点评工作小组、专家组，明确职责。

2．药学部门成立处方点评工作小组，负责处方点评的具体工作。处方点评工作小组成员应当具备以下条件：①具有较丰富的临床用药经验和合理用药知识。②具备相应的专业技术任职资格：二级及以上医疗机构处方点评工作小组成员应当具有中级以上药学专业技术职务任职资格，其他机构处方点评工作小组成员应当具有药师以上药学专业技术职务任职资格。

3．处方点评专家组：由本院药学、医学、临床微生物学、医疗、保健管理等多学科专家组成，为处方点评工作提供专业技术咨询。

十三、条款【3.27.5.1】

开展以患者为中心、以合理用药为核心的临床药学工作。

【C】

1. 根据《医疗机构药事管理规定》，至少配设1名专职临床药师，有工作制度和岗位职责，

2. 以适当形式为全院医务人员提供适时的药物相关信息和咨询服务，将药品信息分析作为本院药品遴选的参考。

【B】符合“C”，并

1. 每100张病床的临床药师配比≥0.6名。

2. 开展处方点评、药物临床应用评价，定期向药事管理组织报告监测结果与用药分析。

【A】符合“B”，并

临床药师参与临床药物治疗相关工作的时间≥85%。

【释义】

1．“临床药师”是指以系统药学专业知识为基础，并具有一定医学和相关专业基础知识与技能，直接参与临床用药，促进药物合理应用和保护患者用药安全的药学专业技术人员。

2．本条款重点考核临床药师参与临床药物治疗工作的情况：

（1）临床药师资质、数量。

（2）进入科室工作情况：①熟悉本科室收治患者疾病顺位；②熟悉本科室常见疾病的药物治疗；③临床药师参与药物治疗工作提出的合理化建议和干预措施被采纳的案例；④医师使用药品救治患者的典型案例。

（3）临床药师为患者提供用药教育情况。

（4）临床药师参与本科室病例讨论、疑难重症会诊和危重患者救治的情况。

（5）临床药师参与药学监护以及为其提供合理用药培训和咨询服务的情况。

（6）临床药师反馈临床用药信息及建议。

十四、条款【3.27.5.2】

收集本院药品管理系统绩效的主要监测数据。

【C】

根据院长工作总体部署，药学部门负责本院药品管理系统绩效的主要监测数据，包括基础质量、环节质量和终末质量数据，确定每一项监测数据的范围、方法和频率。

【B】符合“C”，并

逐步建立本院药品管理系统相关风险点的主要监测数据，包括基础质量、环节质量和终末质量数据，确定每一项监测数据的范围、方法和频率，至少应包含但不限于：

（1）临床不合理用药干预；

（2）门诊处方点评的信息传递及时性（时、分）；

（3）特定药品给药及时性（时、分）[例如肺炎的首剂抗菌药、肿瘤的化学治疗药等，即从下达医嘱至住院患者用药（进入体内）的时间，尤其是保障夜间、周六、周日与节假日）；

（4）预防药品不良反应与药害事件再发生的信息传递及时性（时、分）（从发生到确定预防再发生措施的信息传递到使用同种药品的相关医师、护士的时间）

【A】符合“B”，并

运用质量管理工具开展药事质量管理改进工作。

【释义】

1.“基础质量”也称结构质量，是物质基础和决定性因素，包括人力资源（专业结构、职称）、基础设施和设备以及管理制度三大方面。“环节质量”也称过程质量，在工作的全过程中，存在着许多环节，质量产生于各环节的具体工作之中，包括所有服务的品质、过程评估等。“终末质量”也称结果质量，是质量管理的最终结果，包括通用与专项结果指标，例如服务对象对服务的满意度等。

2．本院药品管理系统绩效的主要监测数据收集包括趋势或已确定的问题和已做的改进，作为结果进行回顾。

3．监测数据的收集、分析和改进：①有数据收集的表格；②有数据收集汇总、分析（图表展示趋势）；③有原因分析；④有改进措施；⑤有改进效果评价。

十五、条款【3.27.6.1】

临床检验项目满足临床需要。

【C】

1. 按照《医疗机构临床实验室管理办法》的要求，全院临床实验室集中设置，统一管理，资源共享。

2. 所开展的检验项目满足医疗保健服务需要。

3. 检验项目应覆盖各医疗保健科室所诊治的病种。

4. 对本院医疗保健诊疗需要而不能提供的检验项目，可委托其他三级甲等医院或独立的临床检验中心提供服务，或多院联合开展服务，但应签署委托服务协议，有质量保证条款。

【B】符合“C”，并

1. 建立检验与保健、临床的科间协调会议制度，会议每年 1 ~ 2 次，共同改进检验工作质量和服务质量。

2. 微生物检验项目对院内感染控制及合理用药提供充分支持。

【A】符合“B”，并

1. 以书面或网络形式定期（至少每季度）向医疗保健科室通报细菌耐药情况。

2. 至少每半年一次向医疗保健科室征求对项目设置合理性的意见，持续改进，确保检验项目满足医疗保健服务需求。

【释义】

1. 临床实验室：医疗机构临床实验室是指对取自人体的各种标本进行生物学、微生物学、免疫学、化学、血液免疫学、血液学、生物物理学、细胞学等检验，并为临床提供医学检验服务的实验室。

2. 临床实验室集中设置，统一管理，资源共享：指全院的临床实验室集中设置到一个部门，如检验科，但可分散在不同的位置以方便就诊人群。同时，整个临床实验室统一进行质量管理。临床实验室不包含科研实验室，科研实验室不得向患者发放检测报告。

3. 检验项目满足临床需求：妇幼保健院按照《医疗机构临床检验项目目录（2013 年版）》相关要求，开展满足临床各科室需要的检验项目。

4. 委托实验室的检验：指本院医学实验室不具备某项目的检测能力，而将标本委托给第三方或其他医院医学实验室进行检测的检验。

5. 有质量保证条款：在委托协议中，被委托方为使委托方确信产品或服务能满足规定的质量要求，而作出的质量保证规定。

十六、条款【3.27.6.2】

能提供 24 小时急诊检验服务。

【C】

1. 能提供 24 小时急诊检验服务。

2. 明确急诊检验报告时间，临床检验项目≤30分钟出报告，生化、免疫项目≤2小时出报告。

【B】符合“C”，并

急诊检验项目100%在规定时间内报告。

【A】符合“B”，并

开展急诊尿hCG[1]和血β-hCG、凝血功能、D-二聚体和C反应蛋白等指标的测定。

【释义】

1. 急诊检验项目：急诊检验是对急、危重患者的抢救、诊断和治疗各个环节提供检测指标和信息，急诊检验项目就是急诊检验所检测的指标。各保健院可根据本院收治患者的特点确定急诊检验项目。

2. “检验报告时间”是指从检验标本接收到检验报告发放之间的时间差。

十七、条款【3.27.6.5】

实验室进行生物安全分区并合理安排工作流程以避免交叉污染。

【C】

1. 实验室生物安全分区合理，有明确的实验室生物安全等级标识。

2. 至少应符合二级生物安全实验室（BSL-2）要求。

【B】符合“C”，并

结核检测实验室应至少达到P2实验室标准。

【释义】

1. “实验室生物安全”指实验室的生物安全条件和状态不低于容许水平，避免实验室人员、来访人员、社区及环境受到不可接受的损害，符合相关法规、标准等对实验室保证生物安全责任的要求。

2. 实验室生物安全防护水平（BSL）分级：根据对所操作生物因子的防护措施，将实验室生物安全防护水平分为一级、二级、三级和四级。一级防护水平最低，四级防护水平最高。依据国家相关规定，二级的实验室适用于操作能够引起人类或动物疾病，但一般情况下对人、动物或者环境不构成严重危害，传播风险有限，实验室感染后很少引起严重疾病，并且具备有效治疗和预防措施的微生物。具体要求详见《实验室生物安全通用要求》（GB 19489—2008）。妇幼保健院检验科的生物安全防护水平最低要求为二级。

3. 实验室生物安全分区：一般分为清洁区、半污染区和污染区等三个区域。

---

[1]hCG，人绒毛膜促性腺激素。

十八、条款【3.27.6.10】

实验室建立化学危险品的管理制度。

【C】

1. 建立化学危险品的管理制度，有清单和安全数据表。

2. 指定专门的储存地点，专人管理，对使用情况做详细记录。

【B】符合“C”，并

有化学危险品溢出与暴露的应急预案。

【A】符合“B”，并

相关职能部门有监管的记录，有持续改进的事实。

【释义】

1. 化学危险品：依据《危险化学品安全管理条例》，化学危险品是指具有毒害、腐蚀、爆炸、燃烧、助燃等性质，对人体、设施、环境具有危害的剧毒化学品和其他化学品。

2．化学危险品的管理制度：依据《危险化学品安全管理条例》、世界卫生组织的《实验室生物安全手册（第三版）》和《中华人民共和国固体废物污染环境防治法》有关规定制定。

3．易燃易爆化学物品：指国家标准《危险货物品名表》（GB 12268—2012）中以燃烧爆炸为主要特性的压缩气体、液化气体、易燃液体、易燃固体、自燃物品和遇湿易燃物品、氧化剂和有机过氧化物以及毒害品、腐蚀品中部分易燃易爆化学物品。

十九、条款【3.27.6.13】

临床实验室常规开展室内质控，保证每一项检验结果的准确性。（★）

【C】

1. 制定实验室室内质控规则，定期评估室内质控各项参数及失控率。

2. 室内质控重点项目：

（1）临床化学、免疫学、血液学和凝血试验的质量控制流程。

（2）血涂片评价和分类计数的质量控制流程。

（3）细菌、分枝杆菌和真菌检测的质量控制流程。

（4）尿液分析和临床显微镜检查的质量控制流程。

（5）采用质量控制鉴别病毒鉴定试验中的错误检验结果。

（6）病毒鉴定的实验室须保留相关记录。

（7）对未知标本进行血清学检测时，须同时进行已知滴度的血清阳性质控和阴性质控。

3. 室内质控覆盖实验室全部检测项目及不同标本类型，保证每检测批次至少有1

次室内质控结果。

【B】符合“C”，并

有效处理失控，应详细分析失控原因、处理方法及评估临床影响，提出预防措施。

【A】符合“B”，并

实验室应采用量值溯源、校准验证、能力验证或室间质评，保证每一项检验结果的准确性。

【释义】

1．室内质控：是由实验室工作人员，采用一定的方法和步骤，连续评价实验室工作的可靠程度，旨在监控本实验室常规工作的精密度，提高本实验室常规工作中批内、批间样本检测的一致性，以确定实验结果是否可靠、可否发出报告的一项工作。

2．室间质评：是指多家实验室分析同一标本，由外部独立机构收集、分析和反馈实验室检测结果，评定实验室常规工作的质量，观察实验的准确性，建立起各实验室分析结果之间的可比性。

3．量值溯源：是测量结果或标准量值的属性，它使测量结果或标准量值通过连续的比较链与给定的标准联系起来。给定的标准通常是国家或国际标准，比较链中的每一步比较都有给定的不确定度（参照ISO17511）。

4．校准验证：是按检验标本方式对校准品进行分析来检查并证实仪器、试剂盒或者检测系统的检验结果在规定的报告范围内保持稳定。参见《临床实验室定量测定室内质量控制指南》（GB/T 20468—2006）。

5．能力验证：依据《能力验证提供者认可准则》（CNAS-CL03），能力验证是指利用实验室间比对，按照预先制定的准则评价参加者的能力。

6．实验室间的比对：按照预先规定的条件，由两个或多个实验室对相同或类似检测物品进行检测的组织、实施和评价。

7．其他质量指标可参见《临床检验专业医疗质量控制指标（2015年版）》。

二十、条款【3.27.6.14】

严格执行检验报告双签字制度。

【C】

1. 严格执行检验报告双签字制度（急诊除外）。

2. 指定经验丰富、技术水平和业务能力较高的人员负责检验报告的审核。

【B】符合“C”，并

制定复检制度并保留相关的复检记录。

【A】符合“B”，并

相关职能部门有监管的记录，有持续改进的事实。

【释义】

“检验报告双签字制度”是指一份检验报告由两个不同的人对检验结果进行报告和审核的制度。第一位报告者为标本的检测人员，后一位审核者一般为经验丰富、技术水平和业务能力较高的人员。该制度是为了控制检验质量，保证检验报告的准确性。

二十一、条款【3.27.6.15】

检验结果的报告时间能够满足临床诊疗的需求。

【C】

1. 严格遵守国家或地方卫生计生行政管理部门的相关规定，制定明确的检验报告时限（TAT）。

（1）临床检验常规项目≤30分钟出报告。

（2）生化、免疫常规项目≤1个工作日出报告。

（3）微生物常规项目≤4个工作日出报告。

2. 每月评估检验结果的报告时间时限，符合率≥90%。

【B】符合“C”，并

明确规定“特殊项目”清单，原则上报告时间不应超过2周，提供预约检测。

【A】符合“B”，并

相关职能部门有监管的记录，有持续改进的事实。

【释义】

“检验报告时限（TAT）”又称临床实验室全程周转时间，是指从检验标本采集到发放检验报告之间的时间长度，可分为4个检验时段的周转时间：检验前TAT、检验中TAT、检验后TAT和总TAT。

二十二、条款【3.27.6.20】

保证检测系统的完整性和有效性。

【C】

1. 制定并严格执行临床检验项目标准操作规程和检验仪器的标准操作、维护规程，有定期校准、维修维护记录。

2. 使用的仪器、试剂和耗材应当符合国家有关规定。

3. 对需要校准的检验仪器、检验项目和对临床检验结果有影响的辅助设备定期进行校准。

【B】符合“C”，并

1. 有专人负责仪器设备保养、维护与管理。

2. 有定期校准、维修维护记录。

【释义】

1．检测系统：一般来说，检测系统由检测方法、仪器、试剂、校准品、质控品等构成，还包括操作规程以及操作人员、环境等。

2．完整性和有效性：检测系统的完整性指组成检测系统的各个方面是完整配套的，包括检验流程、检测方法、仪器、试剂、校准品、质控品、操作规程、操作人员、环境等缺一不可。检测系统的有效性指检测系统的精密度、准确度和结果可报告范围符合要求。

二十三、条款【3.27.6.21】

所有 POCT 项目均应开展室内质控，并参加室间质评。

【C】

有规定对所有 POCT 项目开展室内质控，并参加室间质评。

【B】符合“C”，并

定期对 POCT 结果进行比对，并包括大型仪器检测结果与各 POCT 点之间的比对，并明确比对的允许偏倚。POCT 项目比对率达 100%。

【A】符合“B”，并

对超出允许范围的应及时进行校准和纠正，有工作记录。

【释义】

“POCT”（point-of-care testing）：即时检验，指在患者旁边进行的临床检测（床边检测）。保健院所有 POCT 项目的管理和质量控制参照《医疗机构便携式血糖检测仪管理和临床操作规范（试行）》执行。

二十四、条款【3.27.6.22】

实验室信息管理完善。

【C】

1. 建立实验室信息管理系统，与院信息系统联网，并提供自助取化验报告单系统。
2. 实验室信息管理系统贯穿于检验全程管理，标本使用条形码管理。

【B】符合“C”，并

实验室数据至少保留 3 年以上在线查询资料。

【释义】

“实验室信息管理系统”是协助检验科完成日常检验工作的计算机应用程序。其主要任务是协助检验师对检验申请单及标本进行预处理，检验数据自动采集或直接录入，检验数据处理，检验报告审核，检验报告查询、打印等。系统应包括检验仪器、检验项目维护等功能。实验室信息管理系统可减轻检验人员的工作强度，提高工作效率，并使检验信息存储和管理更加简捷、完善。

二十五、条款【3.27.7.15】

病理诊断应按照相应的规范，有复查制度、科内会诊制度。

【C】

1. 有规范病理诊断的相关制度与流程。

2. 病理医师进行诊断前，核对申请单和切片核查是否相符。

3. 阅读申请单上所有填写的内容，对于不清楚的内容及时联系送检医师。

4. 病理医师负责对出具的病理诊断报告解释说明，常规诊断报告准确率≥95%。

5. 因特殊原因迟发报告，应向临床医师说明迟发的原因。

6. 有科内疑难病例会诊制度（2名以上高级职称人员参与），并有相应的记录和签字。

【B】符合“C”，并

1. 常规诊断报告准确率≥97%。

2. 主管职能部门对相关制度落实有监管，重点是肿瘤手术标本的冰冻与石蜡诊断质量。

【A】符合“B”，并

常规诊断报告准确率≥99%。

【释义】

1．病理诊断相应的规范：按照《临床诊疗指南：病理学分册》（人民卫生出版社，2009）和《临床技术操作规范：病理学分册》（人民军医出版社，2004）的技术标准、规定制定的诊断技术规范。

2．病理常规诊断报告准确率是指出具的常规病理石蜡诊断报告与临床疾病诊断之间的符合程度。计算公式的分子为病理常规诊断报告与临床诊断相符的例数，分母为所有病理常规诊断报告总例数。

二十六、条款【3.27.7.16】

病理诊断报告书应准时、规范，文字准确，字迹清楚。（★）

【C】

1. 对病理诊断报告内容与格式有明确规定。

（1）病理号，送检标本的科室，患者姓名、性别、年龄、标本取材部位、门诊号和（或）住院号。

（2）标本的大体描述、镜下描述和病理诊断。

（3）其他需要报告或建议的内容。

（4）报告医师签名（盖章），报告时间。

（5）病理诊断报告内容的表述和书写应准确和完整，用中文或者国际通用的规范术语。

2. 有病理诊断与临床诊断不符合时，涉及病变部位或病变性质，需重新审查。

3. 明文规定严禁伪造病理诊断报告，不得向临床医师和患方提供有病理医师签名的空白病理学报告书。

【B】符合“C”，并

1. 病理诊断报告应在 5 个工作日内发出（≥ 85%），疑难病例和特殊标本除外。

2. 原始样品过小或在采集过程中挤压严重，或取材代表性不够，影响正确的诊断，均需在报告中说明。

【A】符合“B”，并

恶性肿瘤病理报告应有病理分期结论，若无法判定，则应加注说明。

【释义】

1．国际通用的规范术语：参照全国自然科学名词审定委员会审定公布的《病理学名词术语的规范表达》（《临床与实验病理学杂志》，2004 年第 1 期）、《临床诊疗指南：病理学分册》（人民卫生出版社，2009）和《国际疾病分类肿瘤学专辑》等相关规定的规范术语。

2．病理质控要符合《病理专业医疗质量控制指标（2015 年版）》的要求。

二十七、条款【3.27.8.2】

科室有必要的紧急意外抢救用的药品器材，相关人员具备紧急抢救能力，有与临床科室紧急呼救与支援的机制与流程。

【C】

1. 科室有紧急意外抢救预案，有必要的紧急意外抢救用的药品器材。

2. 有与临床科室紧急呼救与支援的机制与流程。

【B】符合“C”，并

科室指定专人负责应急管理，有演练，急救药品器材具有可及性和质量保证。

【A】符合“B”，并

相关职能部门履行监管职责，有记录。

【释义】

1．紧急意外抢救用的药品器材：抢救器材至少包括吸氧设备、简易呼吸器等。

2．患者发生紧急意外事件：主要是指患者在医疗服务过程中发生晕厥、抽搐、过敏、呼吸困难、心脏骤停、猝死、意外伤害等事件。

二十八、条款【3.27.8.4】

定期校正放射诊疗设备、超声检查设备及其相关设备的技术指标和安全、防护性能，并符合有关标准与要求。

【C】

定期对放射诊疗设备、超声检查设备及其相关设备进行校正和维护，技术指标和安全、防护性能符合有关标准与要求。

【B】符合“C”，并

有专职人员负责对设备进行定期校正和维护，并有记录，设备运行完好率在95%以上。

【A】符合“B”，并

每件设备的定期校正和维护均落实到人（有清单，设备有标牌提示）。

【释义】

1．安全、防护性能标准与要求：医疗机构应当按照下列要求配备并使用安全防护装置、辐射检测仪器和个人防护用品：

（1）放射治疗场所应当按照相应标准设置多重安全联锁系统、剂量监测系统、影像监控、对讲装置和固定式剂量监测报警装置，配备放疗剂量仪、剂量扫描装置和个人剂量报警仪。

（2）开展核医学工作的，设有专门的放射性同位素分装、注射、储存场所，放射性废物屏蔽设备和存放场所；配备活度计、放射性表面污染监测仪。

（3）介入放射学与其他X线影像诊断工作场所应当配备工作人员防护用品和受检者个人防护用品。

2．医疗机构应当对下列设备和场所设置醒目的警示标志：

（1）装有放射性同位素和放射性废物的设备、容器，设有电离辐射标志；

（2）放射性同位素和放射性废物储存场所，设有电离辐射警告标志及必要的文字说明；

（3）放射诊疗工作场所的入口处，设有电离辐射警告标志；

（4）放射诊疗工作场所应当按照有关标准的要求分为控制区、监督区，在控制区进出口及其他适当位置，设有电离辐射警告标志和工作指示灯。

3．设备运行完好率：是指技术性能完好（包括一级及二级）设备台数占全部设备的百分比，即设备能正常运转的时间与制度工作时间比值。设备完好率是设备管理的一项重要指标，它基本上决定了设备的生产能力。计算公式：其中技术性能完好、能正常运行的设备台数 / 全部设备台数 ×100%。该指标可统计全部设备，也可用于日常抽查。

二十九、条款【3.27.8.5】

采用多种形式，开展图像质量评价活动。

【C】

采取多种形式，开展图像质量评价活动。

【B】符合“C”，并

1. 有图像质量评价小组，定期对图像质量进行评价。

2. 将图像质量评价的结果纳入对部门服务质量与相关人员技术能力评价的内容。

【A】符合“B”，并

有评价结果分析与持续质量改进措施，不断提高影像图像质量。

【释义】

图像质量评价：图像质量评价方法分为主观评价方法和客观评价方法两大类。主观评价方法由观察者对图像质量进行评分，客观评价方法是用恢复图像偏离原始图像的误差来衡量恢复图像的质量，具有简单、实时、可重复和易集成等优点。

三十、条款【3.27.8.10】

制定放射安全事件应急预案并组织演练。（放射影像适用）

【C】

1. 各相关人员熟悉放射安全事件应急预案、相关流程，以及本部门、本科室和本人职责，有放射安全事件应急预案。

2. 有辐射损伤的具体处置流程和规范。

【B】符合“C”，并

进行放射安全事件应急预案综合演练，有整改措施并组织落实。

【释义】

1. 放射安全事件：根据辐射事故的性质、严重程度、可控性和影响范围等因素，从重到轻将辐射事故分为特别重大辐射事故、重大辐射事故、较大辐射事故和一般辐射事故 4 个等级。生产、销售、使用放射性同位素和射线装置的单位，应当根据可能发生的辐射事故的风险，制定本单位的应急方案，做好应急准备。参见《放射性同位素与射线装置安全和防护条例》。

2. 医疗机构应根据放射科实际情况，对可能导致辐射事故的安全事件编制相应的应急预案。

三十一、条款【3.27.9.2】

由具备专业资质的执业医师出具诊断报告，解读检查结果。

【C】

1. 有出具诊断报告、解读检验结果的相关规定。

2. 各种诊断报告签署和发出均由具备专业资质的执业医师执行。

【B】符合“C”，并

无不具备资质人员签发报告。

【A】符合“B”，并

相关职能部门履行监管职责，对存在的问题与缺陷提出整改措施，对整改情况进行追踪与成效评价，有记录。

【释义】

心电图、脑电图医师的执业注册为影像放射学，具备该执业证的医师才能出具诊断报告。但执业范围为内科并从事心血管内科诊疗工作的执业医师可以出具心电图诊断报告单。

三十二、条款【3.27.10.1】

建立临床输血管理组织，并履行工作职能。设立输血科。

【C】

1. 有输血管理委员会，至少每年召开履职工作会议两次以上，有记录。

2. 根据本院的功能任务设置独立建制输血科，与临床科室诊疗需求相称。

3. 输血科工作职责明确，有相应的工作制度与岗位职责、相关技术规范与操作规程。

4. 输血科参与疑难输血病例的诊断、会诊与治疗，配合临床用血事件及输血不良反应的调查处理。

【B】符合“C”，并

由科主任与具备资质的质量控制人员组成质量与安全管理小组，负责管理临床用血质量和安全。

【A】符合“B”，并

输血管理委员会履行本院临床用血规章制度的监督实施，指导临床用血，针对血液的来源、数量、质量进行血液保障安全性评估，调查分析临床用血不良事件及不良反应，提出干预和改进措施（用近3年案例说明）。

【释义】

“临床输血管理委员会”名称改为“临床用血管理委员会”。《医疗机构临床用血管理办法》第八条规定：二级以上医院和妇幼保健院应当设立临床用血管理委员会，负责本机构临床合理用血管理工作。主任委员由院长或者分管医疗的副院长担任，成员由医务部门、输血科、麻醉科、开展输血治疗的主要临床科室、护理部门、手术室等部门负责人组成。医务、输血部门负责临床合理用血日常管理工作。

设置独立的输血科：依据《临床输血技术规范》第四条，二级以上医院应设置独立的输血科（血库），负责临床用血的技术指导和技术实施，确保贮血、配血和其他科学、合理用血措施的执行。依据《医疗机构临床用血管理办法》第十条，医疗机构应当根据有关规定和临床用血需求设置输血科或者血库，并根据自身功能、任务、规模，配备与输血工作相适应的专业技术人员、设施、设备。

三十三、条款【3.27.10.3】

制订本院用血计划，实行用血申请分级管理，建立临床用血评价公示制度。

【C】

建立临床用血申请分级管理制度，指标明确。

【B】符合“C”，并

建立临床科室和医师临床用血评价及公示制度。

【A】符合“B”，并

输血管理委员会对用血计划的实施进行评价与考核。

【释义】

1．临床用血申请分级管理制度：医疗机构应当建立临床用血申请管理制度。

（1）同一患者一天（“一天”指24小时内）申请备血量少于800毫升的，由具有中级以上专业技术职务任职资格的医师提出申请，上级医师核准签发后，方可备血。

（2）同一患者一天申请备血量在800毫升至1600毫升的，由具有中级以上专业技术职务任职资格的医师提出申请，经上级医师审核，科室主任核准签发后，方可备血。

（3）同一患者一天申请备血量达到或超过1600毫升的，由具有中级以上专业技术职务任职资格的医师提出申请，科室主任核准签发后，报医务部门批准，方可备血。

（4）以上（2）和（3）的规定不适用于急救用血。

2．建立临床科室和医师临床用血评价及公示制度：根据《医疗机构临床用血管理办法》规定，医疗机构应当建立科室和医师临床用血评价及公示制度。将临床用血情况纳入科室和医务人员工作考核指标体系。禁止将用血量和经济收入作为输血科或者血库工作的考核指标。

三十四、条款【3.27.10.5】

具备为临床提供24小时供血服务的能力，满足临床工作需要。

【C】

1. 制订临床用血储备计划，与指定供血单位签订供血协议，能“24小时×7天”供血。

2. 有血液库存量的管理要求，能“24小时×7天”为临床提供供血服务。

【B】符合“C”，并

有应急用血的后勤（通信、人员、交通）保障能力。

【释义】

血液库存量的管理要求，依据《医疗机构临床用血管理办法》：

“第十三条　……医疗机构应当配合血站建立血液库存动态预警机制，保障临床用血需求和正常医疗秩序。

第十四条　医疗机构应当科学制订临床用血计划，建立临床合理用血的评价制度，提高临床合理用血水平。

第十五条　医疗机构应当对血液预订、接收、入库、储存、出库及库存预警等进行管理，保证血液储存、运送符合国家有关标准和要求。”

三十五、条款【3.27.10.8】

有临床用血前评估和用血后效果评价制度，严格掌握输血适应证，做到安全、有效、科学用血。

【C】

1. 对输血适应证有严格管理规定。
2. 根据患者病情和实验室检测指标进行输血指征综合评估，记入病历。
3. 有用血后效果评价管理要求。

【B】符合“C”，并

临床科室能将用血后效果评价的结果记入病历。

【A】符合“B”，并

医务处（科）、输血科按规定管理输血适应证，每季度有输血适应证评价与用血趋势分析（用近3年案例说明）。

【释义】

输血指征综合评估指标依据《临床输血技术规范》中有关内容制定。

三十六、条款【3.27.10.11】

落实临床用血申请、申请审核制度，履行用血报批手续。

【C】

有输血申请审核登记和用血报批登记制度。

（1）输血申请单审核率为100%。

（2）大量用血报批审核率为100%。

（3）用血的申请单格式规范、书写规范、信息记录完整。

（4）临床单例患者用全血或红细胞超过 10U 履行报批手续，需要科室主任签名或输血科医师会诊同意，报医务处批准。

【B】符合“C”，并

紧急用血必须履行补办报批手续。

【A】符合“B”，并

输血科会同医务处（科）对临床履行用血报批情况进行评价，有对存在问题提出整改的记录。

【释义】

1．“临床用血审核制度”指在临床用血全过程中，对与临床用血相关的各项程序和环节进行审核和评估，以保障患者临床用血安全的制度。制度应当满足以下基本要求：

（1）医疗机构应当严格落实国家关于医疗机构临床用血的有关规定，设立临床用血管理委员会或工作组，制定本机构血液预订、接收、入库、储存、出库、库存预警、临床合理用血等管理制度，完善临床用血申请、审核、监测、分析、评估、改进等管理制度、机制和具体流程。

（2）临床用血审核包括但不限于用血申请、输血治疗知情同意、适应证判断、配血、取血发血、临床输血、输血中观察和输血后管理等环节，并全程记录，保障信息可追溯，健全临床合理用血评估与结果应用的管理制度、输血不良反应监测和处置流程。

（3）医疗机构应当完善急救用血管理制度和流程，保障急救治疗需要。

2．“临床单例患者用全血或红细胞超过 10U 履行报批手续”更改为“同一患者一天申请备血量达到或超过 1600 毫升的履行报批手续”。

三十七、条款【3.27.10.12】

建立输血管理信息系统，做好血液入库、贮存和发放管理。

【C】

1. 输血管理信息系统涵盖血液出入库及配发血的全过程。

2. 有血液库存管理信息，包括血液预订、接收核对、入库、贮存、出库等内容。

（1）血液的出入库记录完整率为 100%。

（2）血液有效期内使用率为 100%。

（3）用血的发血单、输血记录单格式和书写规范，信息记录完整。

【B】符合“C”，并

信息管理系统有血液库存预警及冷链控制自动温控系统，保证功能正常。

【释义】

输血管理信息系统：依据《医院信息系统基本功能规范》要求执行。

“第七章　输血管理分系统功能规范

第一条　‘输血管理分系统’是对医院的特殊资源——血液进行管理的计算机程序。包括血液的入库、储存、供应以及输血科（血库）等方面的管理。其主要目的是为医院有关工作人员提供准确、方便的工作手段和环境，以便保质、保量地满足医院各部门对血液的需求，保证病人用血安全。

……

第三条　‘输血管理分系统’基本功能：

1．入库管理：录入血液制品入库信息，包括储血号、品名（如：全血、成分血等）、血型、来源、采血日期、采血单位、献血者、包装、数量等。

2．配血管理：自动获得临床输血申请单并完成配血信息处理，并提供备血信息、提示。

3．发血管理：根据临床输血申请单和配血信息进行核实，按照《临床输血技术规范》的附录八打印输血记录单，完成发血操作。

4．报废管理：提供报废血液制品名称、数量、经手人、审批人、报废原因、报废日期等信息。

5．自备血管理：自备血入库、发血、查询，打印袋签等。

6．有效期管理：根据《临床输血技术规范》第五章第二十二条的规定提供有效期报警，并有库存量提示。

7．费用管理：完成入库、血化验（定血型、Rho 检验、配血型等）、发血等过程中的费用记录，并与住院处联机自动计费。

8．查询与统计：入、出库情况查询，科室用血情况查询；费用情况查询；科室工作量统计与查询等。打印日报、月报、年报及上级所需报表等。

第四条　‘输血管理分系统’运行要求：

1．能够实时读取其他分系统的相关数据；

2．运行速度快，显示信息直观，操作方便。”

第二十八节　病历（案）管理

本节由 15 个条款组成，释义条款 8 条。本节在落实《医疗机构病历管理规定（2013 年版）》《病历书写基本规范》《电子病历应用管理规范（试行）》和规范疾病分类编码等方面进行了细致要求：为每位住院患者建立唯一标识的病案并规范管理，遵循国家卫生行政部门下发的疾病分类编码，按要求规范书写病历，推进电子病历的建设，达到卫生行政部门规定的等级要求。

一、条款【3.28.1.1】

按照《医疗机构病历管理规定》等有关法规、规范的要求，设置病案科。

【C】

设置病案科，配置病案管理人员满足工作需要，形成梯队，非相关专业的人员占比 < 50%。

【B】符合“C”，并

配设计算机系统等相应的设施、设备。

【A】符合“B”，并

由取得医疗、护理或管理高级职称，且从事病案管理 5 年以上的人员负责病案科。

【释义】

1.《病历书写基本规范》目前为 2010 年版（各省、直辖市、自治区为 2011 年版）。《医疗机构病历管理规定》目前为 2013 年版。《电子病历基本规范（试行）》已废除，2017 年 4 月 1 日起实施《电子病历应用管理规范（试行）》。

2. 相关专业人员包括医疗、护理、卫生管理、统计、信息、管理、图书档案、计算机等专业人员。

二、条款【3.28.1.2】

制定病案管理、使用等方面的制度、规范、流程等执行文件，并对相关人员进行培训与教育。

【C】

1. 有病案工作制度和人员岗位职责。
2. 有病案工作流程。
3. 建立门（急）诊病历和住院病历编号制度，为同一患者建立唯一的标识号码。
4. 工作人员知晓本岗位职责和履职要求，熟悉病案管理的相关法律、法规和规章。

【B】符合“C”，并

1. 有人员培训的规划。
2. 有参加病案专业继续教育的记录。
3. 病案科对制度和流程落实情况进行检查，对存在的问题与缺陷有改进措施。

【A】符合“B”，并

1. 病案管理人员均接受规范培训，并有记录。
2. 相关职能部门有监管，对改进措施进行追踪与成效评价。

【释义】

“病历管理制度”指为准确反映医疗活动全过程，实现医疗服务行为可追溯，维护医患双方合法权益，保障医疗质量和医疗安全，对医疗文书的书写、质控、保存、使用等环节进行管理的制度。

制度内容应当满足以下基本要求：

（1）医疗机构应当建立住院及门急诊病历管理和质量控制制度，严格落实国家病历书写、管理和应用相关规定，建立病历质量检查、评估与反馈机制。

（2）医疗机构病历书写应当做到客观、真实、准确、及时、完整、规范，并明确病历书写的格式、内容和时限。

（3）实施电子病历的医疗机构，应当建立电子病历的建立、记录、修改、使用、存储、传输、质控、安全等级保护等管理制度。

（4）医疗机构应当保障病历资料安全，病历内容记录与修改信息可追溯。

（5）鼓励推行病历无纸化。

三、条款【3.28.2.3】

为每位住院患者建立并保存病案。

【C】

1. 为每位住院患者建立病历，并保存。

2. 有唯一识别病案资料的病案号。

3. 每位住院患者有姓名索引系统，内容至少包括姓名、性别、出生日期（或年龄）、身份证号。

4. 已建立电子病历的妇幼保健院，应当将病历标识号码与患者身份证明编号相关联，使用标识号码和身份证明编号均能对病历进行检索。

【B】符合“C”，并

1. 在规定时限内为患者及时调取住院病历，保证患者就诊时对所需病案的可及性。

2. 通过一个病案的编号可获得所有的历史诊疗记录。

3. 保证病案的完整性、连续性。

【A】符合“B”，并

相关职能部门有监督，病案管理有持续改进。

【释义】

唯一识别病案资料的病案号：一名患者在一家医院只有一个病案号（无论住院多少次）。

四、条款【3.28.2.4】

住院病案首页应有主管医师签字，应列出患者所有与本次诊疗相关的诊断与手术操作名称。

【C】

1. 病案首页上，各级医师签字符合病案首页填写相关要求，体现三级医师负责制。

2. 病案首页诊断填写完整，主要诊断的正确率达到100%。

【B】符合“C”，并

1. 病案首页中的疾病诊断顺序、主要诊断与主要手术、操作选择应符合国家卫计委与国际疾病分类规定要求。

2. 病案首页中的诊断可在病程、检查化验报告中获得支持依据。

3. 病历中各种合并症与并发症、手术与操作所致并发症、使用药物及器材所致不良反应、肿瘤分期病理、医学影像、检验等报告所获得的重要阳性结论应规范地填写在病案首页中，无遗漏。

4. 有临床科室自查及主管职能部门督查，有整改措施。

【A】符合“B”，并

相关职能部门对整改措施落实情况进行追踪与评价，监管与持续改进有成效。

【释义】

1．病案首页填写相关要求：详见《卫生部关于修订住院病案首页的通知》和当地卫生行政部门的要求。

2．主要诊断：指患者住院过程中对身体健康危害最大，花费医疗资源最多，住院时间最长的疾病诊断。外科的主要诊断指患者住院接受手术进行治疗的疾病，产科的主要诊断指产科的主要并发症或伴随疾病。

3．主要手术操作的选择要与主要诊断相对应，一般是本次住院期间风险最大、难度最高、花费最多的手术或操作。

五、条款【3.28.2.6】

保持病案的可获得性。

【C】

1. 保持病案的可获得性。

（1）有方法（如病案示踪系统）控制每份病案的去向。

（2）病案如果没有其他替代品，如影像、缩影，则不能打包存放或远距离存放（委托存放）。

2. 有3年病案存放的发展空间。

3. 对未归的病案有催还的实际记录。

4. 对借阅病案的使用期限和使用范围有明确的规定。

5. 患者出院后，住院病历在3个工作日之内回归病案科的比例≥90%。

【B】符合“C”，并

1. 患者出院后，住院病历在3个工作日之内回归病案科的比例≥95%。

2. 病案科与相关职能部门对患者出院后病历未能及时回归病案科的科室进行追踪、分析，改进管理，保障回归率。

【A】符合“B”，并

患者出院后，住院病历在 2 个工作日之内回归病案科的比例≥ 95%，在 3 个工作日内回归病案科的比例达 100%。

【释义】

1. 3 年病案存放的发展空间：根据实际测算，纸张保存的住院病案每 10 000 份需要占用库房地面 10 ~ 12m^2。病案库房可分为活跃病案库和非活跃病案库，即常用病案和不常用病案的库房。一般 100 ~ 500 床位的医院活跃病案的库房面积不少于 150 ~ 300 m^2，500 ~ 1000 床位以上的医院库房面积不少于 150 ~ 1000 m^2。全部施行无纸化电子病历的保健院不受此要求约束。

2. 病案使用期限和使用范围有明确的规定：①依据《医疗机构病历管理规定（2013 年版）》执行；②病案服务限于相关医务人员及管理人员，患者及其授权委托人，公安机关，检察院、法院等有关司法机关，医疗保险相关人员。

3. 病案保存期限：在医疗机构建有门（急）诊病历档案的，其门（急）诊病历由医疗机构负责保管；没有在医疗机构建立门（急）诊病历档案的，其门（急）诊病历由患者负责保管。住院病历由医疗机构负责保管。门（急）诊病历档案的保存时间自患者最后一次就诊之日起不少于 15 年，住院病历的保存期不得少于 30 年。

4. 病案示踪系统：是利用信息技术的发展、条形码技术的成熟应用，将条形码自动识别技术应用到病案管理过程中的回收、整理、入库、归档、上架、下架、借（调）阅、归还的业务环节中，提高了数据采集和信息处理的速度，保证了运行环节中的准确率，为医院管理者提供详实、准确、及时的基础数据。该系统建立在条形码技术的基础上，能够准确地对住院病案进行借出、追踪、归档管理，提供病案去向信息，掌握病案的流向和使用情况，掌握科研病案及再次入院病案的使用情况。另外，还具有各种统计功能，统计数据快捷准确，如住院未归病案统计、借阅未归病案统计、工作量统计等。

六、条款【3.28.2.7】

有保护病案及信息安全的相关制度，有应急预案。

【C】

1. 病案科工作人员知晓保护病案及信息安全的相关制度，有应急预案。

2. 有管理制度与程序，防止病案丢失、损毁、篡改、非法借阅、使用和泄露患者隐私。

3. 病案库有防盗、防尘、防湿、防蛀、防高温措施。

4. 配置相应的消防器材，消防安全符合规范。

【B】符合“C”，并

科室定期进行安全检查，对存在的问题和缺陷及时改进。

【A】符合“B”，并

相关职能部门履行监管职责，对存在的问题有追踪。

【释义】

1．信息安全管理制度：指医疗机构按照信息安全管理相关法律法规和技术标准要求，对医疗机构患者诊疗信息的收集、存储、使用、传输、处理、发布等进行全流程系统性保障的制度。

制度的内容应当满足以下基本要求：

（1）医疗机构应当依法依规建立覆盖患者诊疗信息管理全流程的制度和技术保障体系，完善组织架构，明确管理部门，落实信息安全等级保护等有关要求。

（2）医疗机构主要负责人是医疗机构患者诊疗信息安全管理第一责任人。

（3）医疗机构应当建立患者诊疗信息安全风险评估和应急工作机制，制定应急预案。

（4）医疗机构应当确保实现本机构患者诊疗信息管理全流程的安全性、真实性、连续性、完整性、稳定性、时效性、溯源性。

（5）医疗机构应当建立患者诊疗信息保护制度，使用患者诊疗信息应当遵循合法、依规、正当、必要的原则，不得出售或擅自向他人或其他机构提供患者诊疗信息。

（6）医疗机构应当建立员工授权管理制度，明确员工的患者诊疗信息使用权限和相关责任。医疗机构应当为员工使用患者诊疗信息提供便利和安全保障，因个人授权信息保管不当造成的不良后果由被授权人承担。

（7）医疗机构应当不断提升患者诊疗信息安全防护水平，防止信息泄露、毁损、丢失。定期开展患者诊疗信息安全自查工作，建立患者诊疗信息系统安全事故责任管理、追溯机制。在发生或者可能发生患者诊疗信息泄露、毁损、丢失的情况时，应当立即采取补救措施，按照规定向有关部门报告。

2．应急预案和防护措施：指病案保护及信息安全相关应急预案，包括防火、信息系统宕机等。另有防盗、防尘、防鼠、防湿、信息安全、管理软件安全等防护措施。

3．病案防湿、防高温措施[1]：

（1）纸质资料：保存温度的适宜范围是 14 ～ 22℃，相对湿度为 45% ～ 60%。

（2）缩微病案：储存室温度为 18 ～ 22 ℃，相对湿度为 35% ～ 45%，避免光照胶片。

（3）光盘病案：盘片不能直接裸露在外，需要有包装盒保护起来；要远离磁场，避免光照，存放环境避免高温、注意防潮等。

4．消防安全符合规范：符合《建筑设计防火规范》（GB 50016—2014）（2018 年版）。

[1] 注：高于 30℃称为高温，低于 0℃称为低温。相对湿度高于 70% 称为高湿，低于 35% 称为低湿。

七、条款【3.28.2.8】

有《病历书写基本规范》的实施文件，发至每位医师。

【C】

1. 有《病历书写基本规范》的实施文件，每位医师均能方便获取。

2. 病历书写作为临床医师“三基”训练主要内容之一。

3. 有病历书写的相关培训与训练计划。

【B】符合“C”，并

病历书写作为住院医师、规培[1]生、进修生、研究生、实习生岗前培训的主要内容之一，考核合格后方可上岗。

【释义】

《病历书写基本规范》现行有效文件为卫生部发布的2010年版，各省一般为2011年版。

八、条款【3.28.3.1】

采用国家卫生计生行政部门发布的疾病分类ICD-10与手术操作分类ICD-9-CM-3，对出院病案进行分类编码。(★)

【C】

1. 对出院病案进行疾病分类，编码符合国家规定。

2. 疾病分类编码人员有资质与技能要求。

3. 病案科定期与不定期对疾病分类编码员的准确性进行评价、指导，提高编码质量。

【B】符合“C”，并

医师熟悉疾病分类与手术操作分类，有本院信息系统的支持。

【释义】

1．编码符合国家规定：①疾病分类ICD-10——《疾病分类与代码（修订版）》；②手术分类ICD-9-CM-3。

2．编码人员资质：①由中国医院协会病案管理专业委员会颁发的“国际疾病分类与手术操作分类编码技能水平考试合格证书”（全国认可）；②当地省级行业协会颁发的“国际疾病分类与手术操作分类编码技能培训证明”。

3．编码人员技能要求：熟练掌握国际疾病分类ICD-10和ICD-9-CM-3手术操作分类方法，并对住院病案首页中的各项诊断逐一编码。疾病分类编码的正确率≥95%，手术操作编码的正确率≥95%。负责疾病诊断检索工作，做到及时、准确。

[1] 规培即规范化培训。

第二十九节　护理质量安全管理

本节由12条33款组成，其中核心条款2条，释义条款11条。内容包括护理管理组织体系、护理人力资源管理、临床护理质量管理与改进、护理安全管理以及特殊护理单元护理质量管理与监测五部分。条款围绕护理质量和安全管理，对护理质量构成的主要结构、过程和结果指标提出要求，通过标准的落实，进一步促进护理科学管理，改善临床护理质量，实现为服务对象提供安全、优质护理服务的目的。

一、条款【3.29.1.1】

执行三级（院-科室-病区）护理管理组织体系，实施护理垂直管理。

【C】

1. 有建立护理垂直管理体系的工作方案，逐步实行三级（院-科室-病区）护理管理。

2. 护理部能独立调配全院护理人员。

3. 护理部负责全院护理人员的继续教育与培训。

4. 护理部负责全院护理工作的质量管理。

【B】符合“C”，并

护理部参与对全院护理人员进行绩效考核与薪酬分配。

【A】符合“B”，并

1. 三级（院-科室-病区）护理管理组织体系完善，有效运行。

2. 与相关科室及职能部门有联席会议或其他协调机制。

【释义】

1. C1中“护理垂直管理”：依据《卫生部关于加强护理工作领导理顺管理体制的意见》，是指对护理人员的管理实行院长领导下的护理部负责制，以护理部-科护士长-病区护士长为主线，自上而下、层层把关、环环控制的垂直管理模式。科室护士的管理由护理部负责，不由科主任负责。

2. C3中“护理部负责全院护理人员的继续教育与培训”与条款【3.29.5】和【5.3.3.3】关联，实际评审工作中应结合考虑。

3. C4中“护理部负责全院护理工作的质量管理”与条款【3.29.1.2】关联，实际评审工作中应结合考虑。

4. B中“护理部参与对全院护理人员进行绩效考核与薪酬分配”是指建立护理人员的绩效考核制度，定期对护理人员工作数量、质量以及护理人员业务能力等考核评价，并将评价结果作为薪酬分配的重要依据。与条款【3.29.4.1】关联，实际评审工作中应结合考虑。

5．A1 中“护理管理组织体系”：三级妇幼保健院建立三级（院 - 科室 - 病区）护理管理组织体系，即护理部主任、科护士长、病区护士长三级；二级妇幼保健院建立二级（院 - 科室）护理管理组织体系，即护理部主任（或总护士长）、病区护士长二级。

二、条款【3.29.1.3】

按照《护士条例》的规定，实施护理管理工作。

【C】

1. 按照《护士条例》的规定，制定相关制度，实施护理管理工作。

2. 依法执行护理人员准入管理。

【B】符合“C”，并

相关职能部门对《护士条例》执行及制度落实情况进行监督检查。

【A】符合“B”，并

相关职能部门对落实情况进行追踪与成效评价，有持续改进。

【释义】

1．C1 中“相关制度”:《护士条例》从保障护士的合法权益、规范护士的执业行为和强化医疗卫生机构的职责三方面对护士的权利和义务、执业资格、医疗机构的相关职责进行了规定。本条款中要求按照《护士条例》规定，制定相关制度，主要包括护理人员执业准入制度、护理人员教育培训制度、护士职业安全防护制度等，并且在危重患者抢救、医嘱执行、保护患者隐私等相关制度中体现《护士条例》对护士权利、义务的相关要求。具体制度要求见条款【3.29.2】至条款【3.29.12】。

2．C2 中“护理人员准入管理”：主要包括护士执业资格准入、专项技术准入（如 PICC 置管、预防接种、助产等）和重点科室护士岗位准入（如急诊科、重症医学科、新生儿科、手术室等），有资质审核规定与程序、培训考核计划及监督管理机制。

三、条款【3.29.2.1】

有护士（含助产士）管理规定，对各项护理工作有统一、明确的岗位职责和工作标准，有聘用护士资质、岗位技术能力要求，有考评和监督。

【C】

1. 有适合本院实际情况的护士管理规定、岗位职责。

2. 各护理岗位人员符合相关岗位职责和工作标准。

3. 有聘用护士的资质、岗位技术能力要求。

4. 相关人员知晓本部门、本岗位的人员资质与履职要求。

【B】符合“C”，并

有相关职能部门（人事科、护理部）及用人科室共同管理的用人机制。

【A】符合“B”，并

对护士管理工作有追踪和评价，持续改进有成效。

【释义】

1．相应资质：首先是持有有效的护士执业证书；其次，对于有资质准入要求的岗位或操作项目，如助产、PICC置管、预防接种、特种设备（如高压灭菌器、高压氧）作业等，应经过培训并取得相应资质后方可上岗。

2．共同管理的用人机制：医院有相关制度，明确规定护理部、人事科及用人科室对护理人员的管理（包括基本配置、人员调配、考核评价等）的职责及工作要求。

四、条款【3.29.3.2】

根据收住患者特点、护理等级比例、床位使用率，合理配置人力资源。

【C】

1. 护士人力资源配备与机构的功能、任务及规模一致。

（1）医疗保健一线护士占全院护士总数的比例≥95%；

（2）全院病区护士与实际开放床位比≥0.4∶1；

（3）手术室护士与手术床之比≥2.5∶1；

（4）母婴同室、新生儿病房护床比≥0.6∶1；

（5）NICU、PICU护床比≥1.5∶1；

（6）优质护理病房，每位护士护理8名患者；

（7）每2张待产床应配1名助产士，每张产床应配备3名助产士。

2. 有护理岗位说明书，包括工作任务和任职条件，有实例可查。

3. 护士专业技术职称聘任符合机构聘任制度规定。

【B】符合“C”，并

1. 病房护士总数与实际开放床位比＞0.5∶1（床位使用率≥93%），或病房护士总数与实际开放床位比≥0.6∶1（床位使用率≥96%；床位使用率≥96%时使用率每增加3%，护士配置增加0.1。平均住院日＜10天）。

2. 基于护理工作量配置护士。

【A】符合“B”，并

能够依据专业特点，合理配置护理人力资源，效果良好。

【释义】

1．C1（1）中“医疗保健一线护士”：医院护理岗位设置分为护理管理岗位、临床护理岗位和其他护理岗位。护理管理岗位是从事医院护理管理工作的岗位，临床护理岗位是为患者提供直接护理服务的岗位，其他护理岗位是为患者提供非直接护理服务的岗位。标准中医疗保健一线护士包括临床护理岗位和相关护理管理岗位的护士。政策依据：《卫生部关于实施医院护士岗位管理的指导意见》（卫医政发〔2012〕30号）。

2．C1（3）中要求手术室护士与开放手术间之比不低于3∶1。政策依据：《优质护理服务评价细则（2014版）》。

五、条款【3.29.3.3】

对护理人力资源实行弹性调配，有紧急状态下调配预案。

【C】

1. 有为实行弹性护理人力资源调配的人员储备。
2. 有保障实施弹性人力资源调配的实施方案。
3. 有紧急状态下护理人力资源调配预案。

【B】符合“C”，并

1. 根据收住患者特点、护理等级比例、床位使用率，在部分科室或部分专业实施弹性人力资源调配。
2. 有护士储备，可供紧急状态或特殊情况下调配使用。

【A】符合“B”，并

护士由护理部门统一调配，效果良好。

【释义】

1．弹性调配：指根据不同护理技术要求、护理工作量对护理人员进行调配，调配的模式包括科内和科间弹性调配，科间调配由护理部实施。护理工作量较大、危重患者较多，弹性调配不能满足要求时，应当增加护理人员的数量。

2．紧急状态下调配预案是指为应对突发公共卫生事件、大型医疗抢救、传染病爆发及其他紧急状态而制定的紧急护理人力调配预案。根据突发公共卫生事件性质、危害程度、涉及范围，《国家突发公共卫生事件应急预案》将突发公共卫生事件划分为特别重大（Ⅰ级）、重大（Ⅱ级）、较大（Ⅲ级）和一般（Ⅳ级）四级。

六、条款【3.29.6.1】

实行护理目标管理责任制，岗位职责明确。

【C】

1. 有全院护理管理目标及各项护理标准并实施。
2. 相关人员知晓上述内容并履行职责。

【B】符合“C”，并

1. 科室护士长负责落实本科护理管理目标并按标准实施护理管理。

2. 相关职能部门对科室护理管理目标、护理质量执行有定期的检查、评价、分析、反馈，有整改措施。

【A】符合“B”，并

对护理管理目标及各项护理标准落实情况有追踪和成效评价，有持续改进。

【释义】

护理目标管理责任制：目标是在宗旨和任务指导下，组织要达到的可测量的、最终的具体成果。目标管理是由组织中的管理者和被管理者共同参与制定，在工作中由员工实行自我控制并努力完成工作目标的管理方法。标准中护理目标管理责任制是指护理部依据医院的宗旨和任务，在护理管理的职责范围内（护理人力、护理质量、教育培训等）制定护理管理目标，根据目标要求明确职责分工，将每一个目标和分目标落实到个人。

七、条款【3.29.6.2】

落实护理常规、操作规程等，有相应的监督。

【C】

1. 有护理常规和操作规程并及时修订。

2. 对护理核心制度（分级护理、查对、交接班、安全输血等制度）和岗位职责有培训、考核。

3. 相关护理人员掌握上述内容并执行。

【B】符合“C”，并

1. 对开展的新项目、新技术有相应的专科护理常规补充和完善。

2. 护理单元对护理常规、操作规程、护理核心制度落实情况有自查、分析、反馈及整改。

3. 护理部履行监管职责，有定期检查、分析、反馈，有改进措施。

【A】符合“B”，并

护理常规、操作规程、护理核心制度落实好，持续改进有成效。

【释义】

C2 中“护理核心制度”：除标准中列出的分级护理制度、查对制度、值班和交接班制度、安全输血制度外，还应包括医疗核心制度中与护理工作有关的制度，如会诊制度、疑难病例讨论制度、急危重患者抢救制度、手术安全核查制度、新技术和新项目准入制度、危急值报告制度、病历管理制度、信息安全管理制度。

八、条款【3.29.6.3】

有危重患者护理常规及技术规范、工作流程及应急预案，对危重患者有风险评估和安全防范措施。

【C】

1. 护理人员知晓并掌握危重患者管理制度、护理常规及技术规范，工作流程及应急预案。

2. 密切观察危重患者的病情变化，实施风险评估和安全防范措施。

【B】符合“C”，并

根据专科特点，使用恰当的质量监测指标并实施监测。

【A】符合“B”，并

护士依据患者护理需求，掌握风险评估和提供安全防范措施的服务，随机抽查至少5个不同专业类型病区的危重患者进行证实。

【释义】

1．C2 中对危重患者病情变化的风险评估主要包括病情评估（包括各系统的全面评估和生命体征监测、特殊指标监测，如有创血压监测、心电监测、血糖监测、血氧饱和度监测等）和高危因素风险评估（包括压疮、跌倒、坠床、管路滑脱、误吸以及手术后并发症，如肺栓塞、深静脉血栓、出血或血肿、伤口裂开等）。护理人员对危重患者进行风险评估，一是为护理工作提出关注重点，二是对患者的病情及时作出有效判断，为临床医生的诊疗提供及时的支持。与条款【3.5.7】和【3.5.8】相关联。

2．B 中危重患者质量监测指标参考本细则第六章第五节“重症医学（ICU）质量监测指标”中护理相关指标。

九、条款【3.29.7.1】

根据分级护理的原则和要求，实施护理措施，有护理质量评价标准，有质量可追溯机制。

【C】

1. 依据《综合医院分级护理指导原则（试行）》及《护理分级》标准的规定，制定本院实施分级护理的制度。

2. 有护理级别标识，患者的护理级别与病情相符。

3. 护理人员掌握细化后的分级护理内容，能够充分体现本科室疾病特色。

【B】符合“C”，并

有护理质量评价标准，有质量可追溯机制。

【释义】

B 中护理质量可追溯机制：“追溯”原指逆流行向江河源头，比喻从事物（事情）的末端（结果）向前推算，探索事物（事情）的由来。护理质量的追溯是指从护理服务的结果出发，利用标签、标识、记录等对实施的护理服务进行追溯，从而判断所提供的护理服务是否达到质量要求和服务过程中是否存在不足。护理质量可追溯机制是指医院要建立一个制度，明确护理服务从开始至结束各个环节中应当建立唯一标识，并对实施的护理服务进行真实记录，让连贯的服务过程能够事后进行追溯。

十、条款【3.29.10.3】

有护理专项质量管理考核标准、培训及记录。安全措施落实到位。

【C】

1. 有重症患者护理规范、护理质量专项考核标准，有培训。
2. 有安全管理制度，有培训。
3. 100% 使用腕带识别身份。
4. 护理人员知晓质量与安全管理的主要内容和履职要求。

【B】符合“C”，并

1. 护理措施和安全措施落实到位。
2. 科室定期进行自查，对存在的问题有改进措施。
3. 相关职能部门定期进行检查，对存在的问题及时反馈，并提出整改意见。

【A】符合“B”，并

按照专项护理质量管理考核标准，有考核评价与持续改进的具体措施。

【释义】

C2 中护理安全管理制度指为保障护理活动过程中护理人员安全和患者（包括访客）安全而制定的相关制度，如护士执业安全防护、患者身份识别、患者安全用药、患者坠床 / 跌倒预防等。

十一、条款【3.29.10.4】

提高手卫生依从性，有新生儿暖箱、奶瓶、奶嘴消毒规范，有传染病患者隔离护理措施。

【C】

1. 每个房间内至少设置 1 套洗手设施、干手设施或干手物品，洗手设施为非手触式。
2. 工作流程符合医院感染控制原则。
3. 按规范消毒新生儿暖箱、奶瓶、奶嘴，有监测记录。
4. 高危新生儿和疑似有传染病的新生儿采取隔离措施，标识清晰。

【B】符合“C”，并

1. 新生儿暖箱、奶瓶、奶嘴有细菌培养监测，并达标。
2. 有工作人员手细菌培养监测，并达标。

【A】符合“B”，并

有专人负责医院感染监控工作，有监测记录，定期分析和改进。

【释义】

1．C4 依据《新生儿病室建设与管理指南（试行）》实施。指南第二十一条规定，“对患具有传播可能的感染性疾病、有多重耐药菌感染的新生儿应当采取隔离措施并作标识”。

2．高危新生儿：依据王卫平主编、人民卫生出版社出版的《儿科学》（第 8 版）中对高危新生儿的定义，是指已发生或可能发生危重疾病而需要监护的新生儿。常见于以下情况：①母亲有糖尿病、感染、慢性心肺疾患，有吸烟、吸毒或酗酒史，为 Rh 阴性血型，过去有死胎、死产或性传播疾病史等。②母亲年龄 >40 岁或＜ 16 岁，孕期有阴道流血、妊娠高血压、先兆子痫、子痫、羊膜早破、胎盘早剥、前置胎盘等。③有以下分娩史：难产、手术产、急产、产程过长、分娩过程中使用镇静和止痛药物史等。④新生儿有以下情况：窒息、多胎儿、早产儿、小于胎龄儿、巨大儿、宫内感染和先天畸形等。本条款中高危新生儿指《儿童心理保健技术规范》所定义的高危儿童中新生儿期患严重感染性疾病者，如化脓性脑膜炎、败血症等。对这些高危新生儿要采取隔离措施，标识清晰。

附录　婚前保健管理

（本附录为二级妇幼保健院评审标准实施细则内容）

本节由5个条款组成，释义条款3条。主要考核规范开展婚前保健工作的制度、职责、工作常规、人员资质能力等结构指标，强调基础登记规范，并定期进行分析，要求职能部门进行常规质量监管。

一、条款【3.6.1.1】

按《婚前保健工作规范（修订）》要求，开展婚前保健工作。有婚前保健工作制度、人员职责、工作常规。

【C】

1. 有婚前保健工作制度、人员职责、工作常规，并定期更新和组织落实。
2. 婚前保健工作常规符合相关法律法规、规章、诊疗指南、技术规范。
3. 相关科室工作人员知晓婚前保健工作的制度、职责、常规。

【B】符合“C”，并

科室定期开展质量检查，并有分析总结及质量改进措施。

【A】符合“B”，并

相关职能部门履行监管职责，定期考核。

【释义】

1．C1中“有婚前保健工作制度、人员职责、工作常规”是指根据《婚前保健工作规范（修订）》《国家卫生计生委关于妇幼健康服务机构标准化建设与规范化管理的指导意见》和《各级妇幼健康服务机构业务部门设置指南》的要求，结合本院实际制定本院的婚前保健工作制度、人员职责、工作常规，并对从事婚前保健的工作人员和管理人员进行了制度、职责、常规培训，有记录、有考核。

2．B中“科室定期开展质量检查，并有分析总结及质量改进措施”是指根据职能部门对本科室制度、规范、质量检查的反馈意见，在孕产保健部内进行检查时，检查有记录、有总结、有分析，以问题为导向提出有针对性的整改措施。

二、条款【3.6.2.3】

技术服务符合《婚前保健工作规范（修订）》要求。

【C】

1. 婚前医学检查内容包括询问病史、体格检查、常规辅助检查和其他特殊检查，其他特殊检查应根据需要及自愿原则确定。

2. 采用多种方法为服务对象进行婚前健康教育，其内容包括有关性保健和性教育、新婚避孕知识及计划生育指导、孕前保健知识、遗传病的基本知识、影响婚育的有关疾病的基本知识、其他生殖健康知识。

3. 对婚前医学检查发现的异常情况及服务对象提出的具体问题进行解答、提供信息和提出医学意见，帮助受检对象在知情的基础上做出适宜的决定，对不能确诊的遗传性疾病、传染病、有关精神病及重要脏器、生殖系统等疑难病症实行转诊。

【B】符合“C”，并

对异常情况及时追踪结果，提供必要的延续服务。

【A】符合“B”，并

相关职能部门履行监管职责，定期对婚前医学检查和健康教育内容进行检查评估。

【释义】

1. C2 中“采用多种方法为服务对象进行婚前健康教育”是指对接受婚前保健的服务对象利用新婚学校、视频播放、模具挂图示教、宣传折页、手册、一对一咨询等形式或方法进行婚前健康教育。

2. C3 中“婚前医学检查发现的异常情况”是指在婚前保健服务过程中有严重遗传性疾病、指定传染病、有关精神病、其他重要脏器疾病、生殖系统疾病等与婚育有关的疾病。

3. A 中“相关职能部门履行监管职责”是指有关职能部门对婚前医学检查工作制度落实、服务规范依从、院感防控、设施设备管理、服务开展情况及健康教育内容等进行检查、考核和评估。

三、条款【3.6.3.1】

建立婚前保健服务各种工作登记，及时准确地收集、统计相关信息，定期总结分析，提出对婚前保健服务工作的意见和建议。

【C】

1. 规范填写婚前保健医学检查表和婚前医学检查证明。

2. 婚前保健服务各种工作登记种类齐全，填写规范，内容齐全。

3. 定期上报婚前保健相关报表。

4. 婚前保健各项资料分类存档，保存完整。

【B】符合“C”，并

定期对婚前保健服务工作数据进行收集、分析、总结，及时发现问题，提出改进意见和建议，有改进措施。

【A】符合“B”，并

根据辖区影响婚育相关疾病的流行病学特点，向卫生计生行政部门提出建议，落实改进措施，并对效果进行追踪。

【释义】

1．C2 中“婚前保健服务各种工作登记”是指有婚前保健服务人员登记、婚前医学检查登记、婚前医学检查疾病登记和咨询指导记录本、婚前保健业务学习和讨论记录本、转介登记、随访登记等。

2．B 中“定期……分析、总结”是指婚前保健科每月对以上登记进行分类统计，分析业务质量运行情况及婚检疾病构成情况，针对分析发现的问题有改进措施或对策。

参考文献

[1] 卫生部 . 婚前保健工作规范（修订）[Z].2002.

[2] 国家卫生计生委 . 国家卫生计生委关于妇幼健康服务机构标准化建设与规范化管理的指导意见 [Z].2015.

[3] 国家卫生计生委办公厅 . 各级妇幼健康服务机构业务部门设置指南 [Z].2015.

[4] 卫生部 . 孕前保健服务工作规范（试行）[Z].2007.

[5] 卫生部 . 卫生部关于印发《孕产期保健工作管理办法》和《孕产期保健工作规范》的通知 [Z].2011.

[6] 国家卫生计生委 . 国家卫生计生委关于切实做好高龄孕产妇管理服务和临床救治的意见 [Z].2016.

[7] 国家卫生计生委，国家发展改革委，教育部，财政部，人力资源社会保障部 . 关于加强生育全程基本医疗保健服务的若干意见 [Z].2016.

[8] 国家卫生计生委办公厅 . 国家卫生计生委办公厅关于印发危重孕产妇和新生儿救治中心建设与管理指南的通知 [Z].2017.

[9] 国家卫生计生委办公厅 . 孕产妇妊娠风险评估与管理工作规范 [Z].2017.

[10] 卫生部 . 产前诊断技术管理办法 [Z].2002.

[11] 卫生部 . 卫生部关于印发《产前诊断技术管理办法》相关配套文件的通知 [Z].2012.

[12] 卫生部 . 病历书写基本规范 [Z].2010.

[13] 魏克伦，陈克正 . 新生儿危重病例评分法（草案）[J]. 中国实用儿科杂志，2001，7：432-432.

[14] 卫生部办公厅 . 全国儿童保健工作规范（试行）[Z].2009.

[15] 国家卫生计生委办公厅 . 儿童心理保健技术规范 [Z].2013.

[16] BIO 国际组织教材编写组 . 心理咨询与治疗基础 [M]. 北京：人民日报出版社，2007.

[17] 卫生部，国家中医药管理局 . 医疗机构中药煎药室管理规范 [Z].2009.

[18] 卫生部 . 关于加强护理工作领导理顺管理体制的意见 [Z].1986.

[19] 国务院 . 护士条例 [Z].2008.

[20] 卫生部 . 卫生部关于实施医院护士岗位管理的指导意见 [Z].2012.

[21] 国家卫生健康委员会 . 医疗质量安全核心制度要点 [Z].2018.

[22] 国家卫生计生委办公厅 . 国家卫生计生委办公厅关于开展优质护理服务评价工作的通知 [Z].2014.

[23] 卫生部 . 新生儿病室建设与管理指南（试行）[Z].2009.
[24] 王卫平，孙锟，常立文 . 儿科学 [M]. 9 版 . 北京：人民卫生出版社，2018.
[25] 中华人民共和国国家卫生和计划生育委员会 . 静脉治疗护理技术操作规范 [S].2013.
[26] 左月燃 . 护理安全 [M]. 北京：人民卫生出版社，2009.
[27] 国务院 . 疫苗流通和预防接种管理条例（2016 年修正）[Z].2016.
[28] 国家质量监督检验检疫总局 . 特种设备作业人员监督管理办法 [Z].2011.
[29] 全国人民代表大会常务委员会 . 中华人民共和国母婴保健法 [Z].2017.
[30] 国务院 . 中华人民共和国母婴保健法实施办法 [Z].2001.
[31] 卫生部 . 医院手术部（室）管理规范（试行）[Z].2009.
[32] 卫生部办公厅 . 重症医学科建设与管理指南（试行）[Z].2009.
[33] 卫生部 . 急诊科建设与管理指南（试行）[Z].2009.
[34] 全国人民代表大会常务委员会 . 中华人民共和国药品管理法 [Z].2015.
[35] 国务院 . 麻醉药品和精神药品管理条例 [Z].2016.
[36] 国务院 . 易制毒化学品管理条例 [Z].2005.
[37] 国家食品药品监督管理局 . 医疗机构制剂配制监督管理办法（试行）[Z].2005.
[38] 国家食品药品监督管理局 . 医疗机构制剂注册管理办法（试行）[Z].2005.
[39] 卫生部 . 医疗机构麻醉药品、第一类精神药品管理规定 [Z].2005.
[40] 国家中医药管理局，卫生部 . 医院中药饮片管理规范 [Z].2007.
[41] 卫生部 . 处方管理办法 [Z].2007.
[42] 卫生部，国家中医药管理局 . 医院中药房基本标准 [Z].2009.
[43] 卫生部 . 医院处方点评管理规范（试行）[Z].2010.
[44] 卫生部办公厅 . 静脉用药集中调配质量管理规范 [Z].2010.
[45] 卫生部，国家中医药管理局，总后勤部卫生部 . 医疗机构药事管理规定 [Z].2011.
[46] 卫生部 . 抗菌药物临床应用管理办法 [Z].2012.
[47] 国家卫生计生委办公厅，国家中医药管理局办公室，解放军总后勤部卫生部药品器材局 . 抗菌药物临床应用指导原则（2015 年版）[Z].2015.
[48] 国家卫生健康委员会办公厅，国家中医药管理局办公室，中央军委后勤保障部办公厅 . 医疗机构处方审核规范 [Z].2018.

第四章　服务流程管理

本章由 8 节 31 条 43 款组成，其中核心条款 4 个，释义条款 19 条。坚持以人为本，体现妇幼特色，突出服务理念，优化服务流程。本章对预约诊疗服务管理，门诊服务管理，急诊绿色通道管理，住院、转诊、转科、转介流程管理，基本医疗保障服务管理，维护服务对象合法权益，投诉管理，就诊环境管理等提出要求、加强管理，从而提升医院管理水平，提高工作效率和医疗质量，降低医疗安全风险。

第一节　预约诊疗服务管理

本节由 3 个条款组成，释义条款 2 条。实施多种形式的预约诊疗服务与分时段服务，对门诊就诊者和出院复诊者实行中长期预约。有预约诊疗工作制度和规范，有操作流程，逐步提高预约就诊比例。施行预约诊疗服务，预约时段精确到 1 小时，有利于患者进行就医咨询，提前安排就医计划，减少候诊时间，对方便群众就医、提高医疗服务水平具有重大意义。运用大数据、云计算、可穿戴设备等技术，推进“互联网＋妇幼健康”，改善就诊体验，促进群众健康管理。

一、条款【4.1.1.1】

实施多种形式的预约诊疗与分时段服务，对门诊就诊者和出院复诊者实行中长期预约。

【C】

1. 至少开展两种以上形式的预约诊疗服务，如电话、网络、微信、现场等预约形式。
2. 门诊实行分时段预约诊疗服务。
3. 出院复诊者实行中长期预约。

【B】符合“C”，并

专家门诊、专科门诊、普通门诊、出院复诊均开展预约诊疗服务。

【A】符合“B”，并

有完善的出院复诊者预约服务管理，登记资料完整。

【释义】

1．出院复诊者预约：根据《卫生部关于改进公立医院服务管理方便群众看病就医的若干意见》，出院复诊者预约指当日办理出院手续的患者出院后需要定期复诊的进行预约挂号。

2."中长期预约"：各单位对中长期预约的理解不完全统一，一般认为1周以内为近期预约，1周以上到1个月为中期预约，1～3个月为长期预约。

二、条款【4.1.2.1】

有预约诊疗工作制度和规范，有可操作流程，提高预约就诊比例。

【C】

1. 有职能部门负责统一预约管理和协调工作。
2. 有相关工作制度和流程支持开展多模式的预约诊疗。
3. 有相关工作制度和流程支持与基层医疗保健机构合作开展预约转诊服务。
4. 就诊者有方便获取门诊和预约服务信息的途径。
5. 有出诊医师管理措施，变动出诊时间提前公告。

【B】符合"C"，并

1. 有专人负责预约具体工作。
2. 门诊预约率达到门诊量的50%以上。

【A】符合"B"，并

1. 门诊预约率达到门诊量的80%以上。
2. 孕产期保健复诊普遍实行预约诊疗。
3. 积极探索实施预约住院分娩。

【释义】

预约诊疗工作制度和规范参照《〈进一步改善医疗服务行动计划〉实施方案(2015—2017年)》和《进一步改善医疗服务行动计划(2018—2020年)》，进一步增加预约诊疗服务比例，大力推行分时段预约诊疗和集中预约检查检验，预约时段精确到1小时。

第二节 门诊服务管理

本节由5个条款组成，释义条款4条。根据妇女儿童特点，优化门诊布局结构，完善门诊管理制度，落实便民措施，减少等待时间，改善服务体验，实现保健人群和疾病人群相对分流。公开出诊信息，保障医务人员按时出诊，遇有医务人员出诊时间变更应提前告知就诊者或其家属。提供咨询服务，帮助就诊者有效就诊，并开设周末和节假日门诊。根据门诊流量调配医疗保健资源，做好门诊和辅助科室之间的协调配合。有门诊突发事件预警机制和处理预案，提高快速反应能力。科学、合理安排患者就诊过程，设计适应患者就诊需求的服务模式，提高门诊整体服务水平。有效控制患者在门诊就诊过程中的盲目性，使患者就诊、检查、治疗流程更趋于合理，减少患者在门诊中的非医疗等候时间。

一、条款【4.2.1.1】

根据妇女儿童特点，优化门诊布局结构，完善门诊管理制度，落实便民措施，减少等待时间，改善服务体验，有相关措施支持门诊服务的持续改进。

【C】

1. 门诊布局科学、合理，流程有序、连贯、便捷。
2. 有门诊管理制度并落实。
3. 根据妇女儿童就诊人群特点，配置完善的服务设施，有各种便民措施。
4. 有缩短就诊者等候时间的措施。
5. 有急危重症者优先处置的相关制度与程序。

【B】符合“C”，并

1. 针对门诊重点区域和高峰时段有措施保障门诊诊疗的秩序和连贯性。
2. 有减少就医环节的信息支持系统，实行门诊分层挂号缴费，或科室、诊室直接挂号缴费，或自助挂号缴费，或微信挂号缴费等服务途径。

【释义】

1.“门诊布局科学、合理”：疾病人群和健康人群分开，感染人群与非感染人群分开。合理安排患者就诊过程，缩短患者就诊时间，便于患者就诊。

2.“流程有序、连贯、便捷”：患者门诊就诊，从进入大厅到接受医疗保健服务，有分层挂号缴费、清晰的导诊指示示意图和门诊标识，便捷导诊、分诊、护送服务全过程。

3.“减少等待时间，改善服务体验，有相关措施支持门诊服务的持续改进”：①坚持推进预约诊疗服务，推进检验检查预约服务；②优化门诊流程，增加便民措施；③采用信息化技术，增加辅助设备，实现挂号、缴费、打印检验检查报告等自助式服务；④加强急诊绿色通道管理，及时救治急危重症患者；⑤改善住院、转诊、转科服务流程，提高服务水平；⑥改善医疗收费服务管理与医保结算服务管理；⑦与上年度有对比分析，体现在挂号、候诊、缴费、检验检查、取药等环节等候时间的缩短。

4.“急危重症者”：根据本院实际确定急危重症患者的症状、体征，参照《医院急诊科规范化流程》(WS/T390—2012)。Ⅰ级：濒危患者，病情可能随时危及患者生命，需立即采取挽救生命的干预措施，应合理分配人力和医疗资源进行抢救。Ⅱ级：危重患者，病情有可能在短时间内进展至Ⅰ级，或可能导致严重残疾，应尽快安排接诊，并给予患者相应处置及治疗。Ⅲ级：急症患者，患者目前明确没有在短时间内危及生命或严重致死的征象，应在一定时间段内安排患者就诊。患者病情进展为严重疾病和出现严重并发症的可能性很低，也无严重影响患者舒适性的不适，但需要急诊处理缓解患者症状。在留观和候诊过程中出现生命体征异常者，病情分级应考虑上调一级。

5.“信息支持系统”：是医院管理系统的查询系统、挂号及预约系统。通过电子显示屏、触摸屏等可自助查询：①医院每天的科室人员安排、号源限制人数、预约人数、已挂号人数、就诊人数、剩余号源等；②医院各科室的分布、大约位置等；③一卡通余额、费用明细、检查费用明细及明细药品的规格、剂量、产地和价格。参照《〈进一步改善医疗服务行动计划〉实施方案（2015—2017 年）》《进一步改善医疗服务行动计划（2018—2020 年）》《关于进一步改善医疗机构医疗服务管理工作的通知》《关于改进公立医院服务管理方便群众看病就医的若干意见》《关于深入开展 2013 年全国医疗卫生系统“三好一满意”活动的通知》。

二、条款【4.2.2.1】

公开出诊信息，保障医务人员按时出诊。提供咨询服务，帮助就诊者有效就诊，开设周末和节假日门诊。

【C】

1. 以多种方式向就诊者提供出诊信息，并及时更新。
2. 医务人员按时出诊，因特殊情况无法出诊时应有替代方案并及时告知就诊者。
3. 有咨询服务，帮助就诊者有效就诊。
4. 开放周末和节假日门诊。

【B】符合“C”，并

1. 医务人员完成本岗位诊疗工作后能主动指导就诊者进入下一诊疗环节。
2. 实行无休日门诊。
3. 有奖惩措施和考核机制不断提高医务人员按时出诊率。

【A】符合“B”，并

1. 实施满意度调查等措施，不断改善门诊服务。
2. 医务人员出诊情况有登记与分析评价，持续改进出诊服务。

【释义】

1.“以多种方式向就诊者提供出诊信息”：通过门诊公告栏、电子屏幕、触摸查询系统、网站、微信、手机 APP 等各种公开信息的方式向患者提供出诊信息及更新情况。参照《〈进一步改善医疗服务行动计划〉实施方案（2015—2017 年）》和《进一步改善医疗服务行动计划（2018—2020 年）》，根据《2011 年“医疗质量万里行”活动方案》要求执行。

2.“帮助就诊者有效就诊”：加强门诊信息公开和咨询服务，帮助患者预约诊疗和准确挂号，提高患者有效就诊率。根据《关于改进公立医院服务管理方便群众看病就医的若干意见》《〈进一步改善医疗服务行动计划〉实施方案（2015—2017 年）》和《进一步改善医疗服务行动计划（2018—2020 年）》要求执行。

三、条款【4.2.3.1】

根据门诊流量调配医疗保健资源，做好门诊和辅助科室之间的协调配合。

【C】

1. 有门诊流量实时监测措施。

2. 有医疗保健资源调配方案。

3. 有门诊与辅助科室之间的协调机制。

【B】符合“C”，并

1. 门诊满足就诊需要，无院方原因出现退号现象。

2. 普通医技检查能满足门诊需要，当日完成检查和报告。

【释义】

1.“门诊流量实时监测”：可按时间监测医院各科室的已挂号人数、已就诊人数、未就诊人数。根据门诊流量实时监测，适度调配门诊医生、各科室的号源等。通过信息系统支持、人工巡视等方式实现门诊流量监测。

2.“医疗保健资源调配方案”：包括根据患者的数量设置门诊科室数量，挂号、收费、抽血、取药窗口数量与门诊工作量相适应，动态调整上岗人员数量以满足患者的要求。有院科两级人员紧急调配方案，保障医疗工作平稳有序，确保患者就诊的连续性。与条款【5.3.1.2】相关联，实际评审中应结合考虑。

3.“门诊与辅助科室之间的协调机制”：辅助科室根据就诊患者数量和峰谷及时调配资源。做好门诊和辅助科室之间的流程控制和衔接，加强门诊各科室之间的协调配合。根据《进一步改善医疗服务行动计划（2015—2017年）》和《进一步改善医疗服务行动计划（2018—2020年）》的要求执行。

四、条款【4.2.3.2】

有门诊突发事件预警机制和处理预案，提高快速反应能力。

【C】

1. 有应急预案，包括建立组织、设备配置、人员技术培训、通讯保障、后勤保障等。

2. 有确保应急预案及时启动、快速实施的程序与措施。

【B】符合“C”，并

1. 有门诊突发事件预警系统，能有效地识别预警信息。

2. 工作人员能够及时识别预警信息并熟练掌握各种突发事件报告和处理流程。

【A】符合“B”，并

1. 根据预警级别，及时启动应急预案。有案例证实在启动应急预案后，相关部门能积极响应。

2. 有应急事件分析评价，持续改进应急管理。

【释义】

1．“门诊突发事件”：包括停电、停水、火情、水灾、医疗设备故障、信息系统宕机、患者摔倒、突发病情抢救、地震、伤医事件等。门诊不同区域突发事件影响可能不同，如药房停电、水灾可能要比停水严重度高，所以需要有停电、水灾的应急预案。

2．“预警系统”：包括预警识别的标识、流程、知晓度等。根据其危害影响范围，保健机构设定每个级别的预警及相应级别的应急响应。预警级别按照突发事件发生的紧急程度、发展势态和可能造成的危害程度，一般划分为一级、二级、三级、四级，分别用红色、橙色、黄色、蓝色标示，一级为最高级别。参见《中华人民共和国突发事件应对法》。

3．“预警信息”：包括事件的类别、预警级别、起始时间、可能影响范围、警示事项、应采取的措施等。

4．“应急事件”：是指突然发生，造成或者可能造成社会公众健康严重损害的重大传染病疫情、群体性不明原因疾病、重大食物和职业中毒以及其他严重影响公众健康的事件。

5．“应急事件分析”：主要进行事件原因分析，发现存在的问题，完善措施，避免类似事件再次发生或使应急事件的处理更得当，规避风险。参见《突发公共卫生事件应急条例》。

第三节　急诊绿色通道管理

本节由12个条款组成，释义条款4条。设置急诊科，落实首诊负责制，与合作的医疗保健机构建立急诊、急救转接服务。加强急诊检诊、分诊工作，有效分流非急危重症患者。优先处置急危重症患者，落实急会诊制度，先抢救后付费，及时救治急危重症患者。建立妇产科、儿科急危重症等重点病种的急诊服务流程与规范。实施急诊分区救治，建立住院和手术的“绿色通道”，保障患者获得连贯医疗服务。科室质量与安全管理小组定期评价服务质量，促进持续改进，使急性危重患者得到及时、规范、高效、周到的医疗服务，提高抢救成功率，减少医疗风险。

一、条款【4.3.1.1】

急诊服务布局、设备设施符合《急诊科建设与管理指南（试行）》的要求。

【C】

1. 急诊服务布局、设备设施符合《急诊科建设与管理指南（试行）》和《医院感染管理办法》的相关基本要求。

2. 在挂号、检验、药房、收费等窗口有抢救患者优先的措施。

3. 有单独的急诊服务区域，标识醒目，救护车可到急诊服务区域内。

【B】符合“C”，并

医疗区和支持区合理布局，并紧邻。

【A】符合“B”，并

急诊科有急诊重症监护室、急诊手术室，满足急诊危重患者抢救需要。

【释义】

“医疗区和支持区”：医疗区包括分诊处、就诊室、治疗室、处置室、抢救室和观察室等。支持区包括挂号、各类辅助检查、药房、收费等部门。医疗区和支持区应当合理布局，有利于缩短急诊检查和抢救距离。参见《急诊科建设与管理指南（试行）》第七条。

二、条款【4.3.3.1】

加强急诊检诊、分诊工作，落实急会诊制度，先抢救后付费，及时救治急危重症患者，有效分流非急危重症患者。(★)

【C】

1. 有急诊检诊、分诊制度并落实。

2. 根据就诊者病情危险程度评估结果，进行分级管理。

3. 有急诊抢救和会诊的相关制度。会诊人员资质、会诊到达时限符合要求。

4. 有急危重症患者优先处置的制度与程序。

5. 对需要紧急抢救的急危重症患者，实行先抢救后付费的制度与程序。

6. 相关人员均知晓、掌握履职要求，就诊者分诊准确率≥90%。

【B】符合“C”，并

1. 检诊、分诊人员经过培训，熟悉急诊检诊、分诊业务。

2. 检诊、分诊准确率不断提高，急危重症患者得到及时抢救。

3. 非急危重症患者得到妥善处置，有去向登记。

4. 切实落实急危重症患者优先处置制度。

【A】符合“B”，并

科室每月对检诊、分诊工作准确性和急危重症患者优先处置有评价，有改进。

【释义】

1.“先抢救后付费”：急诊应当根据急诊医疗工作制度与诊疗规范的要求，在规定时间内完成急救诊疗工作。急诊实行首诊负责制，不得以任何理由拒绝或推诿急诊患者，对危重急诊患者按照“先及时救治，后补交费用”的原则救治，确保急诊救治及时有效。参见《急诊科建设与管理指南（试行）》第四章第二十三条 。

2."有效分流非急危重症患者"：非急危重症即Ⅳ级（非紧急）患者，有急诊情况但病情及生命体征稳定，病情不会迅速加重。按序就诊，护士至少每60分钟评估候诊患者病情，如果病情变化，及时处理。参见《医院急诊科规范化流程》（WS/T 390—2012）。

三、条款【4.3.3.2】

对高危孕产妇、妇产科出血、异位妊娠、卵巢囊肿破裂或蒂扭转、子宫破裂、子痫、前置胎盘出血、产后出血、儿童高热惊厥、心力衰竭、新生儿危重症等重点急危重症病种的急诊服务流程与服务时限有明文规定，能落实到位。（★）

【C】

1. 急诊服务流程体系相关责任科室、人员知晓本院重点病种急诊服务流程、服务时限和获得院内关联科室连贯服务的明文规定。

（1）高危孕产妇的急诊服务流程、服务时限和获得院内关联部门连贯服务有明文规定，并执行。

（2）妇产科出血、异位妊娠、卵巢囊肿破裂或蒂扭转、子宫破裂、子痫、前置胎盘出血、产后出血的急诊服务流程、服务时限和获得院内关联部门连贯服务有明文规定，并执行。

（3）儿童高热惊厥、心力衰竭、新生儿危重症的急诊服务流程、服务时限和获得院内关联部门连贯服务有明文规定，并执行。

（4）本院确定的重点病种的急诊服务流程、服务时限和获得院内关联部门连贯服务有明文规定。

2. 急诊抢救团队涉及科室至少每半年一次进行"落实急诊服务流程、服务时限和获得院内关联部门连贯服务措施"的再培训与教育。

【B】符合"C"，并

急诊服务体系中相关科室（包括急诊科、各专业科室、各医技检查科室、药学部门以及挂号与收费部门等）责任明确，各司其职，确保患者能够获得连贯、及时、有效的救治。

【A】符合"B"，并

医务处（科）、护理部履行监管责任，用关键质量指标与服务时限来管理与协调各个相关科室的及时服务。

【释义】

"服务时限"：保健机构应明确规定急诊服务流程、服务时限，如在紧急情况下，挂号、收费、取药等候时间，超声检查、影像检查、血和尿常规检验等辅助检查都明确规定时间，确保在紧急情况下，各科室、各部门相互协调支持，以抢救患者生命。

四、条款【4.3.5.1】

由科主任、护士长与质量控制人员组成质量与安全管理小组，定期评价服务质量，促进持续改进。

【C】

1. 对急诊有明确的质量与安全指标，至少包括但不限于：

（1）接受急诊诊疗总例数与死亡例数；

（2）急危重症例数与死亡例数；

（3）急诊高危患者（符合住院指征的高危孕产妇、妇产科出血、异位妊娠、卵巢囊肿破裂或蒂扭转、子宫破裂、子痫、前置胎盘出血、产后出血、儿童高热惊厥、心力衰竭、新生儿危重症等）在“绿色通道”停留时间；

（4）急危重症患者收住院比例（%）。

2. 实施医疗保健安全（不良）事件无责上报的制度。

【B】符合“C”，并

1. 科主任、护士长按照本院要求，指定专人落实质量与安全指标的数据采集方法与监测频率。

2. 按照规定的指标数据采集方法和监测频率开展监测，专人负责，数据记录完整。

【A】符合“B”，并

1. 科质控小组对收集的本科室数据，运用质量管理工具定期分析管理成效的变化趋势，有季度通报、半年小结、年度总结报告，并对公开的数据质量和结果的可靠性承担责任。

2. 医务处至少每季度对上述工作落实情况有抽查及评价，有改进措施。

【释义】

1.“绿色通道”是指机构为急危重症患者提供快捷、高效服务的系统。系统规范急危重症患者的接诊、分诊、检查、诊断、抢救全程医疗服务行为，使急危重症患者得到及时、规范、高效、周到的医疗服务，提高抢救成功率，减少医疗风险。

2. 在“绿色通道”停留时间：从确定进入“绿色通道”开始到进入手术室或病房所需的时间。

第四节 住院、转诊、转科、转介流程管理

本节由 7 个条款组成，释义条款 2 条。改善入院、出院、转诊、转科、转介服务流程，发挥保健优势，为就诊者提供全方位医疗保健服务。为就诊者提供办理入院、出院个性化服务。为急诊患者入院制订合理、便捷的入院流程。对危重患者应先抢救并及时办理入院手续。有严格的转诊、转科交接管理制度并记录，及时传递病历与相关信息，

为患者提供连续医疗服务。对出院者进行健康教育和随访预约管理，告知出院后医疗、保健、护理及康复措施和相关知识，提高患者健康知识水平和对出院后医疗、护理及康复措施的知晓度。

一、条款【4.4.1.2】

建立医疗保健服务转介制度和流程，发挥保健优势，为就诊者提供全方位医疗保健服务。

【C】

1. 有医疗保健服务转介制度与流程。评估就诊者情况，明确其需求，主动为就诊者提供适宜的转介服务。例如：妇产科门诊与住院对象转介到妇女保健或孕产保健科接受营养、心理、康复等保健服务，儿科门诊与住院对象转介到儿童保健科接受营养、心理、康复等保健服务。

2. 为就诊者提供转介指导，包括转介科室的名称、联系方式、出诊时间等。

3. 对员工进行培训，强化医务人员临床与保健相结合的服务理念。

【B】符合“C”，并

1. 医务人员知晓上述制度与流程，并落实。

2. 有数据证实本院医疗与保健服务双向转介比例持续提高。

【释义】

转介服务是指院内各临床科室（住院和门诊）向保健专科，如营养、心理、康复、中医等科室，转送介绍处于亚健康和健康状态的服务对象进一步接受保健服务的过程；也是各保健专科在为服务对象提供保健服务的过程中，发现高危或患病对象，向临床科室转送介绍，使其进一步接受临床诊疗服务的过程。其目的是让服务对象得到优质、系统、连续、动态的医疗保健服务，它也是保健和临床相结合的纽带与途径。转介流程是为确保全院各部门科室能够顺利进行转介而规定的转介工作顺序、转出转入部门、方式、要求等，其要素包括转介单、转介登记等，可以是信息化手段，也可以是手工管理模式。

二、条款【4.4.3.2】

建立规范化危急重症患者转移时的交接过程。

【C】

1. 使用规定的模式、工具、方法，使危重症患者被规范地交接。

2. 有措施保障在危急重症患者聚集中的诊疗单元做到，至少应在但不限于：

（1）急诊抢救室、急诊留观室；

（2）各科病区；

（3）重症监护病房（室）；

（4）手术室；

（5）产房与新生儿室。

3. 相关人员知晓不同专业诊疗单元交接记录内容的具体要求。

【B】符合“C”，并

医务处（科）、护理部履行协调与监管，有记录及改进的措施。

【A】符合“B”，并

信息系统可提供床边移动工作站，支持危重症患者安全交接与诊疗信息及时转移。

【释义】

“使用规定的模式、工具、方法”：保健机构建立相应的制度，制定出规范化的危急重症患者的转移交接流程，确保医疗服务的连贯性。交接方法，如口头面对面交接、书面交接等；交接工具，如交接单、交接记录等；交接模式包括跟谁交接、什么时间交接、在哪儿交接等；交接内容包括但不限于患者姓名、出生日期、简要病情、诊疗意见和建议等。

第五节　基本医疗保障服务管理

本节由3个条款组成。严格执行基本医疗保障制度，有便捷的服务流程，严格收费管理，减少就诊者医药费用预付。公开医疗保健服务项目和收费标准，公示基本医疗保障支付项目，进一步加强医疗服务收费管理，规范收费行为，维护广大人民群众的合法权益，构建和谐医患关系。保障各类基本医疗保障制度参加人员的权益，强化参保者知情同意。

第六节　维护服务对象合法权益

本节由5个条款组成，释义条款4条。坚持以人为本，维护服务对象的合法权益。有相关制度保证服务对象及其家属充分了解其合法权益。应向服务对象或其家属说明病情及治疗方式、特殊治疗及处置，并获得其同意，相关内容有记录。医护人员应接受过知情同意和告知方面的培训，能够使用服务对象及其家属易懂的方式、语言与其沟通，并履行书面同意手续。开展实验性临床医疗应严格遵守国家法律、法规及部门规章，有审核管理程序，并征得服务对象书面同意。有保护服务对象隐私的设施和安全措施，尊重民族习惯和宗教信仰。

一、条款【4.6.1.1】

服务对象及其近亲属、授权委托人对其病情、诊断、医疗措施和医疗风险等具有知情选择的权利。有相关制度保证医务人员履行告知义务。(★)

【C】

有维护服务对象合法权益的相关制度并得到落实。

【B】符合“C”，并

医务人员尊重服务对象的知情选择权利，对服务对象或其近亲属、授权委托人进行病情、诊断、医疗保健措施和医疗保健风险告知的同时，能提供不同的诊疗方案。

【A】符合“B”，并

服务对象或近亲属、授权委托人对医务人员的告知情况能充分理解，并在病历中体现。

【释义】

1．“近亲属”：包括配偶、父母、子女、兄弟姐妹、祖父母、外祖父母、孙子女、外孙子女。参见《中华人民共和国民法通则》。

2．“服务对象合法权益”即服务对象的平等医疗权、知情同意权、决定权、选择权，服务对象的隐私权、保密权等。参见《卫生部办公厅关于印发〈三级综合医院评审标准实施细则（2011 年版）〉的通知》。

3．知情权：患者和家属拥有知晓与其诊疗过程有关内容的权利。

4．知情同意权：患者和家属在享有知情权的同时，诊疗措施的实施必须征得患者和家属的同意，依政策规定履行书面签字手续。可参照《医院机构管理条例》第三十三条，《中华人民共和国侵权责任法》第五十五条、五十六条有关知情同意的要求。

5．“不同的诊疗方案”：向患者提供多个诊疗方案即替代方案以供选择。医务人员在诊疗活动中应当向患者说明病情和医疗措施。需要实施手术、特殊检查、特殊治疗的，医务人员应当及时向患者说明医疗风险、替代医疗方案等情况，并取得其书面同意。医务人员未尽到前款义务，造成患者损害的，医疗机构应当承担赔偿责任。参见《中华人民共和国侵权责任法》第七章“医疗损害责任”第五十五条及 2018 年 10 月 1 日起施行的《医疗纠纷预防和处理条例》。

二、条款【4.6.3.1】

医护人员应接受过知情同意和告知方面的培训，能够使用服务对象及其家属易懂的方式、语言与其沟通，并履行书面同意手续。

【C】

1. 对医务人员进行维护服务对象合法权益、知情同意以及告知方面的培训。
2. 医务人员掌握告知技巧，采用服务对象易懂的方式进行沟通。

3. 服务对象知晓告知内容的 80%。

4. 实施手术、麻醉、高危诊疗操作、特殊诊疗（如化疗），以及输血或使用血液制品、贵重药品与耗材等时，履行书面知情同意手续。

【B】符合“C”，并

1. 服务对象知晓告知内容的 100%。

2. 知情同意书签署规范，内容完整，合格率 100%。

【释义】

知情同意手续：医务人员在诊疗活动中应当向患者说明病情和医疗措施。需要实施手术，或者开展临床试验等存在一定危险性、可能产生不良后果的特殊检查、特殊治疗的，医务人员应当及时向患者说明医疗风险、替代医疗方案等情况，并取得其书面同意；在患者处于昏迷等无法自主作出决定的状态或者病情不宜向患者说明等情形下，应当向患者的近亲属说明，并取得其书面同意。紧急情况下不能取得患者或者其近亲属意见的，经医疗机构负责人或者授权的负责人批准，可以立即实施相应的医疗措施。

三、条款【4.6.4.1】

开展实验性临床医疗应严格遵守国家法律、法规及部门规章，有审核管理程序，并征得服务对象书面同意。

【C】

1. 有开展实验性临床医疗管理的相关制度。

2. 有开展实验性临床医疗的审核程序。

3. 实验性临床医疗实行个案全程管理。

4. 参与实验性临床医疗的患者均能签署知情同意书。

【B】符合“C”，并

1. 患者和近亲属充分参与诊疗决策。

2. 有独立的监督部门对相关的实验性临床医疗进行全程监督，并有效履行职责。

【A】符合“B”，并

实验性临床医疗项目档案资料完整，对监管情况有评价，有整改措施与持续改进。

【释义】

“实验性临床医疗”：一般是指新技术、新方法、新器材、新药物、新发现、新认识等在未得到正式批准或普遍认可的情况下在临床进行人体实验，是为了检验某种科学理论或假设而进行的某种操作或从事的某种活动。遵守并不限于遵守以下法律、法规：《药物临床试验质量管理规范》《医疗器械临床试验规定》《医疗器械注册管理办法》和《医疗技术临床应用管理办法》。

四、条款【4.6.5.1】

有保护服务对象隐私的设施和安全措施，尊重民族习惯和宗教信仰。

【C】

1. 在就诊者进行暴露躯体的检查时提供保护隐私的措施。

2. 多人病室各病床之间有间隔设施。

3. 有尊重民族习惯和宗教信仰的相关制度和具体措施。

4. 医务人员熟悉相关制度，了解不同民族、种族、国籍以及不同宗教服务对象的不同习惯。

5. 医护人员自觉保守服务对象隐私，除法律规定外未经本人同意不得向他人泄露服务对象情况。

【B】符合“C”，并

有私密性良好的医患沟通及知情告知场所。

【释义】

隐私权：是指自然人享有的私人生活安宁与私人信息秘密依法受到保护，不被他人非法侵扰、知悉、收集、利用和公开的一种人格权，而且权利主体对他人在何种程度上可以介入自己的私生活，对自己的隐私是否向他人公开以及公开的人群范围和程度等具有决定权。隐私权是一种基本人格权利。参见《中华人民共和国执业医师法》第二十二条第三项规定。

第七节　投诉管理

本节由4个条款组成，释义条款1条。贯彻落实《医疗机构投诉管理办法》，实行“首诉负责制”，设立专门部门统一接受投诉，及时处理并反馈。公布投诉管理部门、地点、接待时间及其联系方式，同时公布上级部门投诉电话。建立健全投诉档案，规范投诉处理程序。对全体员工进行纠纷防范及处理的专门培训。定期分析投诉意见，持续改进医疗保健服务。切实加强医院的服务监督机制，提高医院职业道德水准和医疗保健服务质量，进一步改善服务态度，增强服务意识，规范服务行为，自觉维护患者的权利和利益。

一、条款【4.7.1.1】

贯彻落实《医院投诉管理办法（试行）》，实行“首诉负责制”，设立专门部门统一管理服务对象和医务人员投诉，及时处理并反馈。（★）

【C】

1. 有专门部门统一管理投诉。

2. 有投诉管理相关制度及明确的处理流程。

3. 有明确的投诉处理时限并得到严格执行。

【B】符合“C”，并

1. 实行“首诉负责制”，科室、职能部门处置投诉的职责明确，有完善的投诉协调处置机制。

2. 有配置完善的录音录像设施的投诉接待室。

3. 建立发言人制度。

【释义】

1.“首诉负责制”：医疗机构投诉实行“首诉负责制”，即患者向有关部门、科室投诉的，接待投诉的部门、科室工作人员应当予以热情接待，对于能够当场协调处理的，应当尽量当场协调解决；对于无法当场协调处理的，接待的部门或者科室应当主动将患者引导到投诉管理部门 [含投诉管理专（兼）职人员，下同]，不得推诿、搪塞。

2. 投诉时限：情况较复杂，需调查、核实的，一般应当于接到投诉之日起 5 个工作日内向患者反馈相关处理情况或者处理意见。涉及多个科室，需组织、协调相关部门共同研究的，应当于接到投诉之日起 10 个工作日内向患者反馈处理情况或者处理意见。

3.“专门部门”：医疗机构应当设置专门的投诉接待场所，接待场所应当提供有关法律、法规、投诉程序等资料，便于患者查询。医疗机构主要负责人是医疗机构投诉管理的第一责任人。二级以上医疗机构应当设立医患关系办公室或者指定部门（以下统称投诉管理部门）统一承担投诉管理工作。二级以上医疗机构应当建立“医疗机构 - 投诉管理部门 - 科室”三级投诉管理机制，医疗机构各部门、各科室应当指定至少 1 名负责人配合做好投诉管理工作。

第八节　就诊环境管理

本节由 4 个条款组成，释义条款 2 条。为方便群众就医，为就诊者提供就诊接待、引导、咨询等服务。急诊与门诊候诊区、医技部门、住院病区等均有统一、明显、易懂的标识。就诊环境清洁、温馨、舒适、安全。根据妇女儿童特点配备适宜的设施和儿童活动空间，设立无障碍通道和哺乳区。执行《无烟医疗卫生机构标准（试行）》。改善就医环境，积极优化就医流程，让患者享受到更便捷、更舒适、更优质的医疗保健服务。

一、条款【4.8.1.1】

为就诊者提供就诊接待、引导、咨询服务。

【C】

1. 有咨询服务台，专人服务，相关人员应熟知各服务流程。

2. 有就诊指南。

3. 有建筑平面图。

4. 有通畅无障碍的救护车通道。

5. 有说明就诊者权利的图文介绍资料。

6. 有残疾人无障碍设施及辅助用轮椅、推车等设备，标识醒目。

7. 有为老年人、孕产妇、儿童及有困难的就诊者提供导医和帮助的服务，如配备儿童手推车等。

8. 有保护儿童的安全设施，以及饮水、电话、健康教育宣传等服务设施。

9. 有卫生、清洁、无味、防滑的卫生间，有专供残疾人使用的卫生设施，有幼儿专用的小便器、坐便器、洗手池，设置无性别卫生间。

10. 有适宜的供就诊车辆停放的区域。

11. 有电梯服务管理人员。

12. 有预防意外事件（如防跌倒、烫伤等）的措施与警示标识。

13. 工作人员佩戴标识规范，易于识别。

【B】符合“C”，并

实行“首问负责制”。

【释义】

“首问负责制”内容主要包括：①患者来访时，被询问的工作人员即为首问责任人。②要求首问责任人对患者提出的问题或要求，无论是否是自己职责范围内的事，都给患者一个满意的答复。③对职责范围内的事，若手续完备，首问责任人要在规定的时限内予以办结；若手续不完备，应一次性告知全部办理要求。④对非自己职责范围内的事，首问责任人要热情接待，并负责引导患者到相应部门。⑤对不遵守首问负责制、造成不良影响的，要给予相应处理。参见原卫生部医疗服务监管司主编的《医院工作制度与人员岗位职责》。

二、条款【4.8.4.1】

执行《无烟医疗卫生机构标准（试行）》。

【C】

1. 有禁止吸烟的宣传教育计划并组织实施。

2. 有禁止吸烟的醒目标识。

【B】符合“C”，并

对有吸烟史的住院者进行戒烟健康教育。

【释义】

无烟医院标准：根据《无烟医疗卫生机构标准（试行）》要求，“一、成立控烟领导组织，将无烟机构建设纳入本单位发展规划；二、建立健全控烟考评奖惩制度；三、所属区域有明显的禁烟标识，室内完全禁烟；四、各部门设有控烟监督员；五、开展多种形式的控烟宣传和教育；六、明确规定全体职工负有劝阻吸烟的责任和义务；七、鼓励和帮助吸烟职工戒烟；八、所属区域内禁止销售烟草制品；九、医务人员掌握控烟知识、方法和技巧，对吸烟者至少提供简短的劝阻指导；十、在相应科室设戒烟医生和戒烟咨询电话”。

参考文献

[1] 卫生部 . 卫生部关于改进公立医院服务管理方便群众看病就医的若干意见 [Z].2010.

[2] 国家卫生计生委办公厅，国家中医药局办公室 .《进一步改善医疗服务行动计划》实施方案（2015—2017 年）[Z].2015.

[3] 国家卫生计生委，国家中医药管理局 . 进一步改善医疗服务行动计划（2018—2020 年）[Z].2017.

[4] 中华人民共和国卫生部 . 医院急诊科规范化流程 [S].2012.

[5] 卫生部 . 卫生部关于进一步改善医疗机构医疗服务管理工作的通知 [Z].2010.

[6] 国家卫生和计划生育委员会 . 国家卫生和计划生育委员会关于深入开展 2013 年全国医疗卫生系统“三好一满意”活动的通知 [Z].2013.

[7] 卫生部 . 卫生部关于印发 2011 年“医疗质量万里行”活动方案的通知 [Z].2011.

[8] 国务院 . 突发公共卫生事件应急条例 [Z].2011.

[9] 全国人民代表大会常务委员会 . 中华人民共和国突发事件应对法 [Z].2007.

[10] 卫生部 . 急诊科建设与管理指南（试行）[Z].2009.

[11] 最高人民法院 . 关于贯彻执行《中华人民共和国民法通则》若干问题的意见（试行）[Z].1988.

[12] 卫生部办公厅 . 三级综合医院评审标准实施细则（2011 年版）[Z].2011.

[13] 国务院 . 医疗机构管理条例 [Z].2016.

[14] 全国人民代表大会常务委员会 . 中华人民共和国侵权责任法 [Z].2009.

[15] 国务院 . 医疗纠纷预防和处理条例 [Z].2018.

[16] 国家食品药品监督管理局 . 药物临床试验质量管理规范 [Z].2003.

[17] 国家食品药品监督管理局 . 医疗器械临床试验规定 [Z].2004.

[18] 国家食品药品监督管理总局 . 医疗器械注册管理办法 [Z].2014.

[19] 国家卫生健康委员会 . 医疗技术临床应用管理办法 [Z].2018.

[20] 全国人民代表大会常务委员会 . 中华人民共和国执业医师法 [Z].2009.

[21] 卫生部 . 医院工作制度与人员岗位职责 [M]. 北京：人民军医出版社，2011.

[22] 卫生部 . 无烟医疗卫生机构标准（试行）[Z].2008.

[23] 国家卫生健康委员会，国家药品监督管理局 . 大型医用设备配置与使用管理办法（试行）[Z].2018.

[24] 国家卫生健康委员会 . 2018-2020 年大型医用设备配置规划 [Z].2018.
[25] 国务院 . 医疗器械监督管理条例 [Z].2017.
[26] 中华人民共和国国家卫生健康委员会 . 心脏除颤器安全管理 [S].2018.

第五章　机构管理

本章共由12节57条标准92款细则组成，含7条核心条款，释义条款21条。涵盖了妇幼保健院管理的构架、内容及基本要求，与《三级综合医院评审标准实施细则(2011年版)》基本一致，内容略有改动。它是妇幼保健院正常运行所必需的保障支持体系，包括依法执业、管理构架、人力资源管理、财务与价格管理、信息与图书管理、医德医风管理、后勤管理、医疗装备管理、应急管理、教学与科研管理、院务公开和社会评价。二级妇幼保健院评审标准实施细则中简化了教学与科研管理，与人力资源管理合并为一节进行描述。本章内容是妇幼保健院安全运行与可持续发展的重要保障。

第一节　依法执业

本节由7个条款组成，其中含2个核心条款，释义条款5条。从内容上对妇幼保健院开展医疗保健服务所需要的机构资质、人员资质以及开展服务应遵循的法律法规、规章制度、岗位职责提出了具体要求，其目的是强化妇幼保健院依法依规为妇女儿童提供服务。

一、条款【5.1.1.1】

依法取得“医疗机构执业许可证”。提供的诊疗项目与执业许可证上核准的诊疗科目全部相符。科室命名规范。

【C】

1. 依法登记取得“医疗机构执业许可证”并定期校验。机构改变名称、场所、法人、诊疗科目、床位，须及时完成变更登记。

2. 实际提供服务的诊疗项目与“医疗机构执业许可证”核准的诊疗项目相符。

3. 院内科室名称规范。

4. 无对外出租、承包科室。

【B】符合“C”，并

1. 诊疗科目、诊疗时间和收费标准悬挂于门急诊部明显位置，接受社会与公众监督检查。

2. 院内命名为“中心”或“研究所”等机构均应有相应卫生计生行政部门审批文件。

【释义】

1.《医疗机构管理条例》规定，床位不满100张的医疗机构，其“医疗机构执业许可证”每年校验1次；床位在100张以上的，其“医疗机构执业许可证”每3年校验1次。若有变更，校验期内要及时申请变更。

2．“法人”是具有民事权利能力和民事行为能力，依法独立享有民事权利和承担民事义务的组织。C1中的“法人”指“法定代表人”。

3．科室设置及名称要经卫生健康主管部门核准。

4．B2中的“中心”：以“中心”作为医疗机构通用名称的医疗机构名称，由省级以上卫生健康主管部门核准；在识别名称中含有“中心”字样的医疗机构名称的核准，由省、自治区、直辖市卫生健康主管部门规定。含有“中心”字样的医疗机构名称必须同时含有行政区划名称或者地名。参见《医疗机构管理条例实施细则》第四十四条。

二、条款【5.1.1.2】

母婴保健专项技术服务要取得“母婴保健技术服务执业许可证”“母婴保健技术考核合格证书”。

【C】

1. 从事婚前医学检查、产前诊断和遗传病诊断、助产技术、终止妊娠和结扎手术的机构要依法取得“母婴保健技术服务执业许可证”。

2. 从事婚前医学检查、产前诊断和遗传病诊断、助产技术、终止妊娠和结扎手术服务的人员必须取得相应的“母婴保健技术考核合格证书”。

【B】符合“C”，并

“母婴保健技术服务执业许可证”“母婴保健技术考核合格证书”按国家规定进行定期校验。

【A】符合“B”，并

近2年无违规执业事件发生。

【释义】

从事婚前医学检查、产前诊断和遗传病诊断、助产技术、终止妊娠和结扎手术的机构要按照《中华人民共和国母婴保健法实施办法》第三十五条规定取得审批许可。

三、条款【5.1.2.1】

根据相关法律、法规、规章、规范开展医疗保健活动。(★)

【C】

1. 根据“医疗机构执业许可证”登记范围开展诊疗活动。

2. 开展的诊疗活动符合国家相关法律、法规及规范要求。

3. 有医疗技术准入及监督管理的相关制度。

4. 无从事非医学需要的胎儿性别鉴定和选择性终止妊娠，超声检查等科室按要求悬挂警示标识。

5. 按规定使用母乳代用品。

6. 按规定处理死胎、死婴。

7. 按规定处理胎盘。

8. 评审周期内未发生群体性、组织性违规违纪事件。

9. 卫生计生行政部门督查中未发现违法行为，或对卫生计生行政部门督查发现的未达到需要处罚程度的违规行为能及时整改。

【B】符合“C”，并

评审周期内无卫生计生行政部门查实的医疗保健不良行为记录。

【A】符合“B”，并

评审周期内无一级主要责任以上医疗事故。

【释义】

1．C2、C3要严格按照《医疗技术临床应用管理办法》相关规定执行。

2．从事医学需要的性别鉴定的保健院需经省级卫生健康主管部门审批。

3．C2与条款【1.2.1.1】【3.3.2.1】【3.3.2.2】【3.8.1.1】【3.9.1.1】【3.11.1.1】【3.29.1.3】相关联，在实际评审工作中应结合考虑。

4．C3与第三章“妇幼保健服务质量安全管理与持续改进”中的第三节“医疗保健技术管理”相关条款相关联，在实际评审工作中应结合考虑。

5．死胎、死婴应按《医疗机构新生儿安全管理制度（试行）》《中华人民共和国传染病防治法》《殡葬管理条例》等妥善处理。

四、条款【5.1.4.1】

按照卫生计生行政部门规定按时完成医疗机构校验，发布的医疗保健信息、广告真实可靠，符合法规要求。

【C】

1. 根据规定按时进行医疗机构校验。

2. 发布的医疗保健信息真实可靠。

3. 发布的医疗保健广告获得批准，符合法规要求。

【B】符合“C”，并

1. 有职能部门负责对发布医疗信息、医疗广告进行监督管理。

2. 根据医疗保健实际情况及时更新服务信息。

【A】符合“B”，并

相关职能部门关于医疗保健广告审核、发布医疗保健信息审核资料完整，未发现虚假医疗保健信息和广告。

【释义】

医疗广告发布要符合《医疗广告管理办法》的要求。

五、条款【5.1.5.1】

制定完整的院内管理规章制度、岗位职责和诊疗规范。定期对职工进行培训与教育，提高职工认真履行本岗位职责及执行相关规章制度的自觉性。

【C】

1. 制定完整的院内管理规章制度、岗位职责、诊疗规范。

2. 开展全员培训教育，提高员工执行规章制度及履行本岗位职责的自觉性。

3. 各部门和全体员工熟悉本部门、本岗位相关的规章制度、岗位职责和履职要求。知晓率 80% 以上。

【B】符合“C”，并

1. 各部门和员工对相关规章制度和岗位职责知晓率 90%。

2. 相关职能部门及科室对规章制度和岗位职责、诊疗规范加强监管，对存在的问题及时反馈，有改进措施。

【A】符合“B”，并

规章制度和岗位职责定期修订，及时更新。

【释义】

本条款与条款【3.4.2.1】【3.2.2.1】相关联，在实际评审工作中应结合考虑。

第二节　明确管理职责与决策执行机制，实行管理问责制

本节由 6 个条款组成，其中含 1 个核心条款，释义条款 3 条。主要内容包括管理组织机构的构架及职能，重点对院长负责制、民主集中制、目标管理责任制等提出了要求，落实中应认真贯彻落实中共中央办公厅印发的《关于加强公立医院党的建设工作的意见》，其目的是通过创建甲等妇幼保健院，使保健院管理更加规范。

一、条款【5.2.1.2】

对重大决策、重要干部任免、重大项目投资、大额资金使用等事项（“三重一大”）须经集体讨论，集体决策并按管理权限和规定报批与公示，由职工监督。（★）

【C】

1. 集体讨论决定重大决策、重要干部任免、重大项目投资、大额资金使用等事项，接受职工监督。

2. 重大事项实施前能获得职代会通过，并在决议中有记载。

3. “三重一大”事项按管理权限和规定报批，按信息公开规定予以公示。

【B】符合“C”，并

1. 多种渠道和方式公开“三重一大”信息，职工知晓率≥ 80%。

2. 相关重大事项应事前充分论证。

【A】符合“B”，并

相关重大事项应充分征求并尊重员工意见。

【释义】

C3 中“三重一大”的内容要结合本院实际做出明确的具体规定，特别是重大决策、重要项目在本院的具体内容以及大额资金的数值等，既要符合上级卫生行政部门规定，又要符合本院实际。

二、条款【5.2.2.1】

有明确的组织架构图，能清楚反映机构组织架构。

【C】

1. 有组织架构图，体现孕产保健部、儿童保健部、妇女保健部、计划生育技术服务部四大业务部门的架构。

2. 组织架构图明确体现决策、控制、执行三个层次。

3. 依据组织架构，制订工作制度和流程，明确各部门职能划分，体现分层管理。各部门依此制订内部工作制度和流程。

【B】符合“C”，并

1. 机构对各部门工作制度和流程统一审核、调整、更新与发布执行。

2. 工作制度、流程、各部门职能等有多种渠道（如编印成册、上网等）展示，方便员工查阅。

【A】符合“B”，并

管理人员对本部门、本岗位工作制度、工作流程和岗位职责知晓率 100%。

【释义】

决策层不单指院长，也包括由各职能科室主任、临床科室主任和护理单元护士长参加的各委员会。应参照第二章第一节“管理组织”和第三章第一节“质量管理组织”有关内容。

三、条款【5.2.3.1】

院科负责人掌握现行的有关法律法规和部门规章，并能够定期参加管理技能培训，掌握管理技能。

【C】

1. 定期组织各级管理人员参加法律法规、管理知识教育与技能的培训。

2. 相关管理人员接受培训人数的比例≥ 80%，培训时数每人每年≥ 12 个学时。

【B】符合“C”，并

至少能运用 1 ～ 2 项质量管理改进的方法及质量管理常用技术工具。

【A】符合“B”，并

对有关法律法规有效执行，将管理工具运用于工作实际并取得良好成效，有总结、管理论文或专著发表。

【释义】

C1 中各级管理人员也包括职能部门全体员工。

第三节 人力资源与教育管理

本节由 12 个条款组成，释义条款 2 条。内容包括人力资源配置与管理、专业人员队伍建设，特别是对保健人员轮岗、保健人员待遇提出了要求。其目的是不断强化保健院人力资源与人才队伍建设，根据保健院职能任务特点，让保健人员在工作中得到激励。

一、条款【5.3.1.2】

卫生专业技术人员配置及其资格结构适应本院规模任务的需要。

【C】

1. 工作人员以 160 人为基础，按开放床位数，以 1 ： 1.7 增加人员。

2. 卫技人员占全院总人数≥ 80%。

3. 医疗保健科室中配设主任医师或正高职称人员的科室≥ 70%，医技科室中配设主任医师或正高职称人员的科室≥ 70%。

【B】符合“C”，并

1. 有院科两级人员紧急替代程序与替代方案。

2. 有紧急替代人员的有效联络方式。

【A】符合“B”，并

人才梯队建设、人力资源配置满足发展与服务需要。

【释义】

1．C3 与条款【1.2.6.1】【3.27.6.11】有密切的关联性，在实际评审工作中应结合考虑。

2．B1 中的院科两级人员紧急替代方案要包括启动条件、流程、涉及范围等内容，与条款【3.29.3.3】密切关联，在实际评审工作中应结合考虑。

3．A 中的“满足服务需求”与条款【3.29.3.2】【3.24.1.4】【2.4.1.1】密切关联，“满足发展要求”与条款【1.2.2.2】【5.3.5.1】密切关联。

二、条款【5.3.4.1】

实行业务人员轮岗制度，在孕产保健部、儿童保健部、妇女保健部和计划生育技术服务部内，设置相应岗位专职负责辖区群体保健管理工作，建立辖区管理人员和妇幼保健、计划生育技术服务人员定期轮岗机制，并纳入绩效考核。

【C】

1. 在孕产保健部、儿童保健部、妇女保健部和计划生育技术服务部内，设置相应岗位专职负责辖区群体保健管理工作。

2. 有业务人员轮岗制度，包括辖区群体保健管理人员和妇幼保健、计划生育技术服务人员定期轮岗，轮岗制度能落实。

【B】符合“C”，并

业务人员轮岗执行情况纳入部、科室与个人绩效考核指标。

【A】符合“B”，并

有职能部门监管业务人员轮岗工作，持续改进轮岗工作质量。

【释义】

业务人员轮岗要在执业范围内，不得超范围执业。本条款所设置的轮岗目的是促进保健和临床相结合。

第四节　信息与图书管理

本节由 6 个条款组成，释义条款 1 条。主要内容包括保健院信息系统的构成、功能、安全、管理等。信息化是妇幼保健院等级创建的基础，是质量与安全管理的基本保障，是管理与服务的基本手段。

一、条款【5.4.2.2】

医疗保健信息系统应用满足医疗保健工作需求。

【C】

1. 有医疗保健信息系统，建立基于电子病历的机构信息平台。

2. 平台支持本院医护人员的医疗保健活动，以及丰富和积累医学知识，并提供医疗保健咨询、辅助诊疗、辅助医疗保健决策，以提高工作质量和效率。

3. 平台主要包括医嘱处理系统、患者床边系统、医生工作站系统、实验室系统、药物咨询系统、影像系统等。

【B】符合“C”，并

1. 规范医疗保健文档内容表达，支持医疗保健文档架构。

2. 有门诊预约挂号和临床路径管理系统。

【A】符合“B”，并

信息系统符合保健医疗管理相关管理规范和技术规范。

【释义】

A与条款【2.4.2.1】密切关联，在实际评审工作中要结合考虑。

第五节　财务与价格管理

本节由11个条款构成，释义条款1条。内容涵盖财务制度的建立与落实、成本管理、价格管理、审计管理、预算管理及绩效考核。目的是让妇幼保健院财务与物价管理更加规范。

一、条款【5.5.4.2】

健全、完善院内医药价格管理机制和医药价格管理制度，不断改进院内价格管理工作。

【C】

1. 全面落实价格公示制度，提高收费透明度。

2. 有明确的价格管理工作流程、管理制度，有医药收费复核制度与监管措施。

3. 有价格投诉处理机制和处理程序，有专人负责价格投诉处置工作，处理及时。

【B】符合“C”，并

由专人负责受理服务对象的价格投诉，每件均有回复的记录。

【A】符合“B”，并

落实整改措施，持续改进价格管理工作，无违规收费。

【释义】

公示的收费价格要经省级物价管理部门审定批准。

第六节 医德医风管理

本节由4个条款组成。内容明确，条款要求清晰，不做释义。

第七节 后勤管理

本节由19个条款组成，其中含2个核心条款，释义条款4条。主要内容包括后勤管理的制度建设与落实，水、电、气管理，食堂管理，安全管理，医疗废物管理以及危险化学品管理等。目的是促进后勤服务以妇女儿童为中心持续改进工作，保障院内医疗保健服务的顺利开展。

一、条款【5.7.1.1】

后勤保障管理组织机构健全，规章制度完善，人员岗位职责明确。后勤保障服务坚持“以妇女儿童为中心”，满足医疗保健服务流程需要。

【C】

1. 后勤保障管理组织机构健全，规章制度完善，岗位职责明确，体现“以妇女儿童为中心”，满足医疗保健服务流程需要，有定期教育培训活动。

2. 后勤人员知晓本岗位职责和相关制度。

【B】符合“C”，并

后勤保障部门有为患者、员工服务的具体措施并得到落实。

【A】符合“B”，并

就诊者、员工对服务工作满意度高。

【释义】

“就诊者、员工对服务工作满意度高”，一方面指要通过满意度调查来获得此项指标的数据，另一方面要有能体现持续改进服务、满意度逐步提高的数据。

二、条款【5.7.2.1】

水、电、气等后勤保障满足本院运行需要。严格控制与降低能源消耗，有具体可行的措施与控制指标。(★)

【C】

1. 有水、电、气等后勤保障的操作规程，合理配备人员。人员职责明确，按规定持证上岗。

2. 水、电、气供应的关键部位和机房有规范的警示标识，张贴和悬挂相关操作规程和设备设施的原理图，实行作业人员24小时值班制。

3. 有日常运行检查、定期定级维护保养，且台账清晰。

4. 有明确的故障报修、排查、处理流程，有夜间、节假日出现故障时的联系维修方式和方法。

5. 有水、电、气等后勤保障应急预案，明确应急情况优先保障水、电、气等资源供应的科室/部门，并定期组织演练。

【B】符合“C”，并

有控制与降低能源消耗的计划、措施与目标，并落实到相关科室与班组。

【A】符合“B”，并

主管部门能运用质量管理工具对本院控制与降低能源消耗的成效进行分析、评价与持续改进，季度有通报、半年有小结、年度有总结报告（近3年）。

【释义】

“有控制与降低能源消耗的计划、措施与目标”指与同期比，在服务量、设备设施等没有增加的前提下，对水、电的消耗进行控制；或控制人均耗能、床均耗能等指标。

三、条款【5.7.7.1】

消防安全管理。（★）

【C】

1. 有消防安全管理制度、教育制度和应急预案。

2. 有消防安全管理部门，有消防安全管理措施和管理人员岗位职责。

3. 消防安全教育纳入新员工培训考核内容，定期（至少每年一次）进行全院职工的消防安全教育。

4. 科室消防安全职责管理落实到人，每班人员有火灾时的应急分工。

5. 消防通道通畅，防火器材（灭火器、消防栓）完好，防火区域隔离符合规范要求。

6. 每月至少组织一次消防安全检查，同时根据消防安全要求，开展年度检查、季节性检查、专项检查等，有完整的检查记录。

7. 定期（至少每年一次）进行消防安全重点部门的消防演练。

【B】符合“C”，并

1. 加强消防安全重点部门、重要部位防范与监管，有监管记录。

2. 全院职工熟悉消防安全常识，掌握基本消防安全技能，知晓报警、初起火灾扑救的方法，会使用灭火器材，能自救、互救和逃生，按照预案疏散病人。

【A】符合“B”，并

对消防检查中发现的问题进行分析并持续改进。

【释义】

1．落实《医疗机构消防安全管理九项规定》。

2．医院防火重点部门应包括住院区、门诊区、药品库、实验室、供氧站、高压氧舱、放射科、锅炉房、配电室、厨房等。

3．“科室消防安全职责管理落实到人，每班人员有火灾时的应急分工”指每个病区、每个班次（白班、夜班）均应消防安全职责明确，并演练。

四、条款【5.7.10.1】

制订外包业务管理制度。

【C】

1. 有主管职能部门设置专人负责全院后勤、医疗保健与医技等层面的外包业务监督管理，制订外包业务的遴选、管理等相关制度和办法。

2. 所有外包业务都应有明确的、详细的合同，规定双方的权利和义务，以及服务质量与安全的内容和标准。

3. 有外包业务的项目评估和审核制度与程序。

4. 能根据实际情况（如政策法规、功能任务变化等）定期与外包业务承包者进行沟通和协商，必要时修订外包合同。

【B】符合“C”，并

每个项目均有考核记录，对违约事实根据合同落实违约责任。

【A】符合“B”，并

每个项目均有年度外包业务管理的内部审计与质量安全评估报告（近3年）。外包业务质量改进得到落实。

【释义】

外包服务采购应按照政府采购的有关规定执行。

第八节 医疗装备管理

本节由8个条款构成，其中含1个核心条款，释义条款2条。主要内容包括医疗装备的配置、采购、安装、使用等环节的质量控制，设备使用人员的基本要求，设备使用中不良事件的预防与控制，急救类及生命支持类设备管理，医用耗材管理等。其目的是促使保健院不断强化设备管理，保证设备使用安全，提高效率。

一、条款【5.8.1.1】

建立医学装备部门和装备管理技术队伍，人员配置合理。有相关工作制度、职责和工作流程。

【C】

1. 根据“统一领导、归口管理、分级负责、责权一致”原则建立院领导、医学装备管理部门和使用部门三级管理制度，成立医学装备委员会。

2. 根据机构规模及医学装备情况建立相应的医学装备部门和专（兼）职医学装备的管理技术队伍，人员配置合理，人员岗位职责明确。

【B】符合“C”，并

1. 有医学装备申请、论证、决策、购置、验收、使用、保养、质控、维修、应用分析和更新、处置等相关制度与工作流程。

2. 相关人员知晓相关制度、工作流程和岗位职责。

【A】符合“B”，并

有职能部门监管医学装备工作并记录，不断改进医学装备管理质量。

【释义】

论证需形成可行性论证报告。报告的主要内容包括：申请配置的主要理由，所申请设备的技术发展前景、在临床和科研中的作用、预期使用率、人员取得岗位资质情况、购置经费来源以及两个效益分析等。参见《大型医用设备配置与使用管理办法（试行）》和《2018—2020年全国大型医用设备配置规划》。

二、条款【5.8.3.1】

对医疗仪器设备使用人员进行操作培训，开展医疗器械临床使用安全控制与风险管理工作，定期对医疗器械使用安全情况进行考核和评估。

【C】

1. 有医学装备临床使用安全控制与风险管理的相关工作制度与流程。

2. 有生命支持类、急救类、植入类、辐射类、灭菌类和大型医用设备等医学装备临床使用安全监测与报告制度。

3. 医疗设备操作人员经过相应设备操作培训。

4. 医疗装备部门为医疗保健科室合理使用医疗器械提供技术支持、业务指导、安全保障与咨询服务。

【B】符合“C”，并

1. 有医疗设备操作手册并随设备存放，供方便查阅。

2. 建立医疗器械安全（不良）事件报告分析、评估、反馈机制。

【A】符合“B”，并

根据风险程度，发布风险预警，暂停或终止高风险器械的使用。能运用质量管理工具对存在风险程度（案例）进行根因分析与持续改进，有年度分析报告（近3年）。

【释义】

1．生命支持类、急救类医学装备主要是保健院内抢救患者的必备常规医疗设备，包括呼吸机、心电监护仪、心脏除颤器、氧气瓶等。

2．“临床使用安全控制与风险管理的相关工作制度”的建立和执行，要注意与核心条款【3.5.9.1】关联。

3．本节还有条款【5.8.3.3】和【5.8.5.1】，均要与核心条款【3.5.9.1】关联，实际评审工作中应结合考虑。

第九节　应急管理

本节由7个条款构成，其中含1个核心条款，释义条款2条。主要内容包括应急组织的构建及职能，主动开展脆弱性分析并制定应急预案，根据预案进行演练并持续改进；制定针对停电事件的应急对策等。目的是不断提升保健院的应急能力和水平，确保医疗保健质量与安全。

一、条款【5.9.3.1】

开展灾害脆弱性分析，明确本院需要应对的主要突发事件及应对策略。

【C】

定期（至少每年一次）进行灾害脆弱性分析，有灾害脆弱性分析报告。

【B】符合“C”，并

进行风险评估和分类排序，明确应对的重点。

【A】符合“B”，并

对应对重点进行调整，对相应预案进行修订，并开展再培训与教育。

【释义】

常用的灾害脆弱性分析方法是风险评估矩阵。风险评估矩阵包含7个方面，分别是发生概率、人员伤害、财产损失、运营影响、应急准备、内部响应、外部响应。根据评分情况明确各类危害风险等级，确定重点管理项目。

二、条款【5.9.4.1】

制定各类应急预案。（★）

【C】

1. 根据灾害脆弱性分析评估和分类排序确定的重点，制定本院应对各类突发事件的总体预案和部门预案、标准操作程序。

2. 明确在应急状态下各个部门的责任和各级各类人员的职责、应急反应行动的程序。

3. 有节假日及夜间应急相关工作预案，配备充分的应急处理资源，包括人员、应急物资、应急通讯工具等。

【B】符合“C”，并

编制应急预案手册，方便员工随时查阅。各部门各级各类人员知晓本部门和本岗位相关职责与流程。

【A】符合“B”，并

定期并及时修订总体预案和专项预案，持续完善。

【释义】

应急预案手册：一般认为应当包括保健院应对各类突发事件的总体预案和部门预案、根据灾害脆弱性分析结果制定的各种专项预案，以及节假日及夜间应急相关工作预案等。预案手册要定期修订，及时更新。

第十节　教学与科研管理

此节由 7 个条款构成。主要内容是妇幼保健院做好教学与科研工作的基本要求，内容简单，条款明晰，不做释义。

第十一节　院务公开

此节由 3 个条款构成。内容简单，条款明晰，不做释义。

第十二节　社会评价

此节由 2 个条款构成，释义条款 1 条。主要内容是要求本院及第三方对妇幼保健院提供的服务进行评价、分析，找出服务的问题，持续改进服务质量与服务水平。

一、条款【5.12.1.1】

定期收集院内、外对服务的意见和建议，设计与确定社会满意度测评指标体系，实施社会评价活动。

【C】

1. 有定期收集院内、外对服务的意见和建议的相关制度和多种渠道。

2. 建立社会满意度测评指标体系并开展社会评价活动。

3. 有指定部门负责，职责明确。

【B】符合“C”，并

相关职能部门对所收集的意见、建议和社会评价活动结果进行分析和反馈，有持续改进措施并得到落实。

【A】符合“B”，并

持续改进有成效，满意度不断提高。

【释义】

社会评价体系是医院与社会、医护与患者沟通的重要手段，是医院接受社会与群众监督的有效形式。将社会群众满意度测评作为医院评审中的一个重要测量工具和进行服务质量评价的标准，科学规范地开展院内、外满意度测评工作，持续改进医院服务质量。测评指标应体现患者实际需求及其最关心的问题；测评指标能切合实际，测评结果能被利用；测评指标应量化，便于统计分析。测评方式应包括（但不限于）纸质问卷、网络调查、随访调查、座谈会等，并有固定的权重。纸质问卷应包括门急诊患者满意度、住院患者满意度、出院患者满意度、员工对医院满意度等。网络调查应包括医院网站调查、院内触摸屏调查等。随访调查应包括电话随访、行政查房调查等。座谈会应包括住院患者座谈会、员工座谈会、社会监督员座谈会等。应有测评结果分析应用，并促进医院改善服务质量的实例。

参考文献

[1] 国务院 . 医疗机构管理条例 [Z].2016.

[2] 国家卫生和计划生育委员会 . 医疗机构管理条例实施细则 [Z].2017.

[3] 全国人民代表大会常务委员会 . 中华人民共和国母婴保健法 [Z].2017.

[4] 国务院 . 中华人民共和国母婴保健法实施办法 [Z].2001.

[5] 世界卫生大会 . 国际母乳代用品销售守则 [Z].1981.

[6] 国务院 . 殡葬管理条例 [Z].2012.

[7] 国家工商行政管理总局，卫生部 . 医疗广告管理办法 [Z].2015.

[8] 中共中央办公厅 . 关于加强公立医院党的建设工作的意见 [Z].2018.

[9] 国家卫生计生委，公安部，国家中医药管理局 . 医疗机构消防安全管理九项规定 [Z].2015.